160味

常用中药辨识

主编　刘明军　仲崇文　张晓林

U0302545

全国百佳图书出版单位

中国中医药出版社

·北　京·

图书在版编目（CIP）数据

160 味常用中药辨识 / 刘明军，仲崇文，张晓林
主编 . -- 北京：中国中医药出版社，2024. 8
ISBN 978-7-5132-8830-9

Ⅰ . R28

中国国家版本馆 CIP 数据核字第 2024JS1834 号

中国中医药出版社出版
北京经济技术开发区科创十三街 31 号院二区 8 号楼
邮政编码 100176
传真 010-64405721
河北品睿印刷有限公司印刷
各地新华书店经销

开本 880×1230 1/64 印张 5.375 字数 121 千字
2024 年 8 月第 1 版 2024 年 8 月第 1 次印刷
书号 ISBN 978-7-5132-8830-9

定价 45.00 元
网址 www.cptcm.com

服 务 热 线 010-64405510
购 书 热 线 010-89535836
维 权 打 假 010-64405753

微信服务号 zgzyycbs
微商城网址 https://kdt.im/LIdUGr
官 方 微 博 http://e.weibo.com/cptcm
天猫旗舰店网址 https://zgzyycbs.tmall.com

如有印装质量问题请与本社出版部联系（010-64405510）
版权专有 侵权必究

前言

辨识药用植物是中医药从业者的必备技能，是应用好、发挥好中药临床作用的前提和基础。野外采药实践是辨识药用植物的重要环节和有效教学方法，但由于自然环境中植物种类繁多且实训时间有限，故需要内容全面、针对性强且方便携带的指导用书。为了加强实训效率，提高辨识药用植物的能力，我们组织编写了本书。

本书共收载临床常用的植物类中药160味，附有原植物图及药物饮片图，所选用图片均为实地拍摄，能真实展示出植物的形态特征。文字内容参考《中华人民共和国药典》(2020年版)，详细介绍了药用植物的特性与临床应用，包括正名、性味归经、功能主治、用法用量、贮藏方法等多方面内容。图片清晰，文字精练，内容翔实。同时按照药物名称首字母进行排序，方便查找阅读，是一本具有实用性、科学性的工具书。

本书以中医学、中药学、针灸推拿学、中医养生学、中医康复学等专业人才培养目标为依据进行编写的，可以作为相关专业学生学习使用，也可供临床中医师、中草药植物爱好者、相关学科工作者等参考使用。由于编著时间有限，书中难免有不足之处，敬请各位读者提出宝贵意见，以便再版时修正、提高。

本书在编写过程中得到了成都中医药大学、湖北中医药大学、贵州中医药大学、云南中医药大学等多位学者的帮助，在此致以感谢！

《160味常用中药辨识》编委会

2024 年 3 月

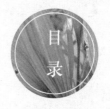

目 录

紫花地丁　覆盆子

益母草　丹参　白术

旋覆花　艾叶　女贞子

何首乌　侧柏叶

金银花

干姜

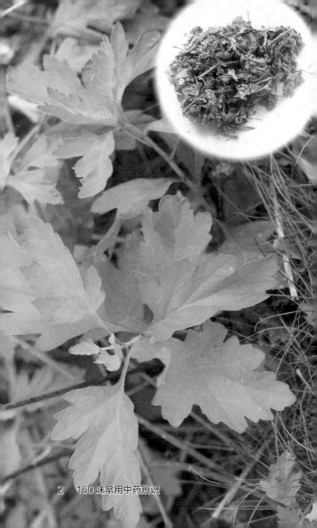

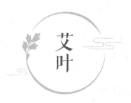

艾叶

艾叶为菊科植物艾 *Artemisia argyi* Lévl.et Vant. 的干燥叶。夏季花未开时采摘，除去杂质，晒干。

【性味与归经】辛、苦，温；有小毒。归肝、脾、肾经。

【功能与主治】温经止血，散寒止痛；外用祛湿止痒。用于吐血，衄血，崩漏，月经过多，胎漏下血，少腹冷痛，经寒不调，宫冷不孕；外治皮肤瘙痒。醋艾炭温经止血，用于虚寒性出血。

【用法与用量】3~9g。外用适量，供灸治或熏洗用。

【贮藏】置阴凉干燥处。

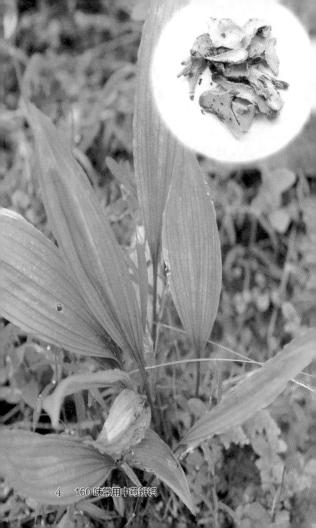

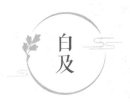

白及

白及为兰科植物白及 *Bletilla sfriata* (Thunb.) Reiehb.f. 的干燥块茎。夏、秋二季采挖，除去须根，洗净，置沸水中煮或蒸至无白心，晒至半干，除去外皮，晒干。

【**性味与归经**】苦、甘、涩，微寒。归肺、肝、胃经。

【**功能与主治**】收敛止血，消肿生肌。用于咯血，吐血，外伤出血，疮疡肿毒，皮肤皲裂。

【**用法与用量**】6~15g；研末吞服3~6g。外用适量。

【**注意**】不宜与川乌、制川乌、草乌、制草乌、附子同用。

【**贮藏**】置通风干燥处。

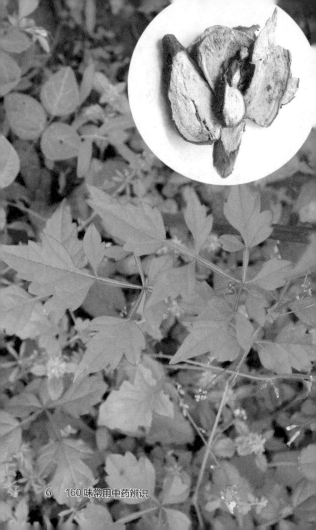

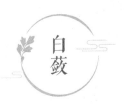

白蔹

白蔹为葡萄科植物白蔹 *Ampelopsis japonica* (Thunb.) Makino 的干燥块根。春、秋二季采挖,除去泥沙和细根,切成纵瓣或斜片,晒干。

【性味与归经】 苦,微寒。归心、胃经。

【功能与主治】 清热解毒,消痈散结,敛疮生肌。用于痈疽发背,疔疮,瘰疬,烧烫伤。

【用法与用量】 5~10g。外用适量,煎汤洗或研成极细粉敷患处。

【注意】 不宜与川乌、制川乌、草乌、制草乌、附子同用。

【贮藏】 置通风干燥处,防蛀。

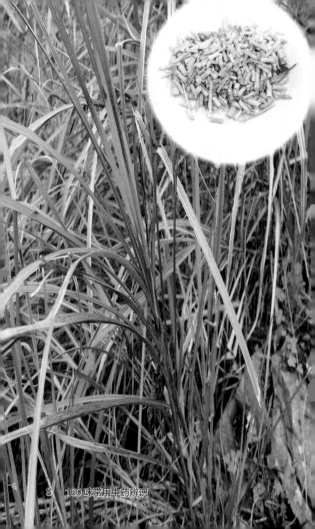

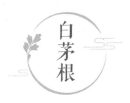

白茅根

　　白茅根为禾本科植物白茅 *Imperata cylindrica* Beauv. var.*major*（Nees）C.E.Hubb. 的干燥根茎。春、秋二季采挖，洗净，晒干，除去须根和膜质叶鞘，捆成小把。

　　【性味与归经】甘，寒。归肺、胃、膀胱经。

　　【功能与主治】凉血止血，清热利尿。用于血热吐血，衄血，尿血，热病烦渴，湿热黄疸，水肿尿少，热淋涩痛。

　　【用法与用量】9~30g。

　　【贮藏】置干燥处。

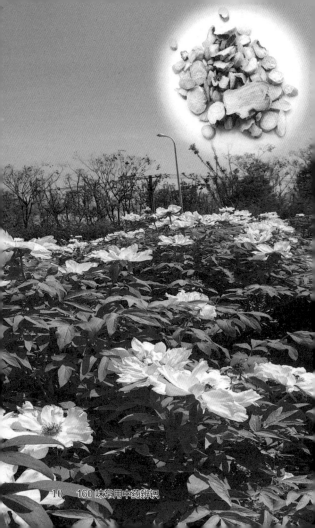

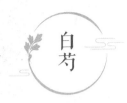

白芍

白芍为毛茛科植物芍药 *Paeonia lactiflora* Pall. 的干燥根。夏、秋二季采挖，洗净，除去头尾和细根，置沸水中煮后除去外皮或去皮后再煮，晒干。

【性味与归经】苦、酸，微寒。归肝、脾经。

【功能与主治】养血调经，敛阴止汗，柔肝止痛，平抑肝阳。用于血虚萎黄，月经不调，自汗，盗汗，胁痛，腹痛，四肢挛痛，头痛眩晕。

【用法与用量】6~15g。

【注意】不宜与藜芦同用。

【贮藏】置干燥处，防蛀。

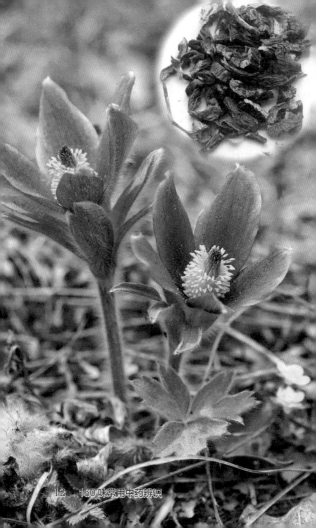

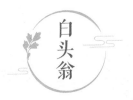

白头翁

白头翁为毛茛科植物白头翁 *Pulsatilla chinensis*（Bge.）Regel 的干燥根。春、秋二季采挖，除去泥沙，干燥。

【**性味与归经**】苦，寒。归胃、大肠经。

【**功能与主治**】清热解毒，凉血止痢。用于热毒血痢，阴痒带下。

【**用法与用量**】9~15g。

【**贮藏**】置通风干燥处。

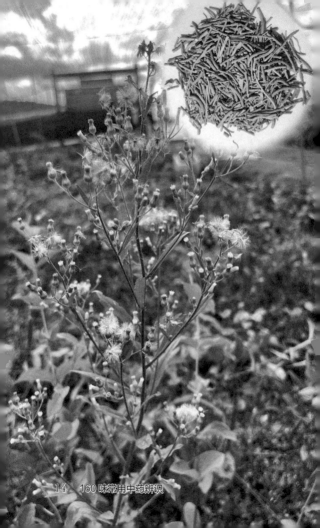

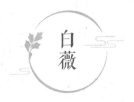

白薇

白薇为萝藦科植物白薇 *Cynanchum atratum* Bge. 或蔓生白薇 *Cynanchum versicolor* Bge. 的干燥根和根茎。春、秋二季采挖，洗净，干燥。

【性味与归经】苦、咸，寒。归胃、肝、肾经。

【功能与主治】清热凉血，利尿通淋，解毒疗疮。用于温邪伤营发热，阴虚发热，骨蒸劳热，产后血虚发热，热淋，血淋，痈疽肿毒。

【用法与用量】5~10g。

【贮藏】置通风干燥处。

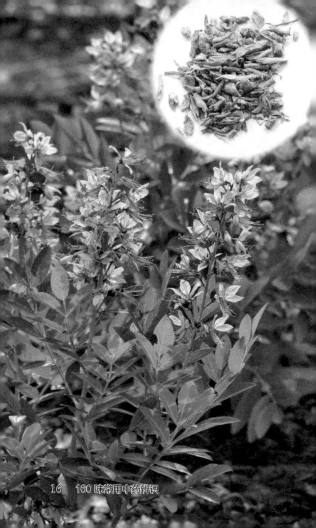

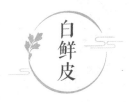

白鲜皮

白鲜皮为芸香科植物白鲜 *Dictamnus dasycarpus* Turcz. 的干燥根皮。春、秋二季采挖根部，除去泥沙和粗皮，剥取根皮，干燥。

【性味与归经】苦，寒。归脾、胃、膀胱经。

【功能与主治】清热燥湿，祛风解毒。用于湿热疮毒，黄水淋漓，湿疹，风疹，疥癣疮癞，风湿热痹，黄疸尿赤。

【用法与用量】5~10g。外用适量，煎汤洗或研粉敷。

【贮藏】置通风干燥处。

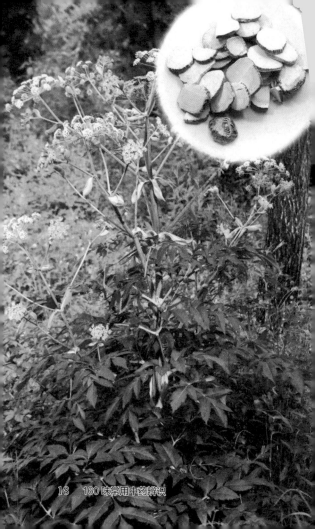

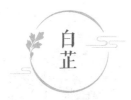

白芷

白芷为伞形科植物白芷 *Angelica dahurica* （Fisch.ex Hoffm.） Benth.et Hook.f. 或杭白芷 *Angelica dahurica* （Fisch.ex Hoffm.） Benth.et Hook.f.var. *formosana* （Boiss.） Shan et Yuan 的干燥根。夏、秋间叶黄时采挖，除去须根和泥沙，晒干或低温干燥。

【性味与归经】辛，温。归胃、大肠、肺经。

【功能与主治】解表散寒，祛风止痛，宣通鼻窍，燥湿止带，消肿排脓。用于感冒头痛，眉棱骨痛，鼻塞流涕，鼻衄，鼻渊，牙痛，带下，疮疡肿痛。

【用法与用量】3~10g。

【贮藏】置阴凉干燥处，防蛀。

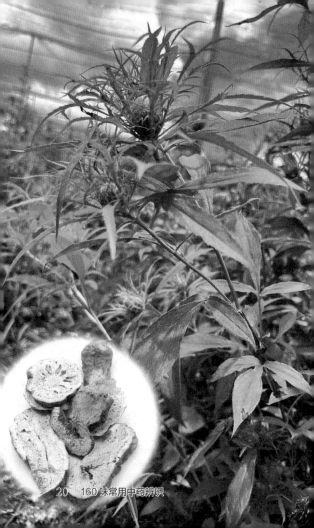

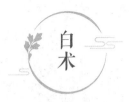

白术

白术为菊科植物白术 *Atractylodes macrocephala* Koidz. 的干燥根茎。冬季下部叶枯黄、上部叶变脆时采挖，除去泥沙，烘干或晒干，再除去须根。

【性味与归经】苦、甘，温。归脾、胃经。

【功能与主治】健脾益气，燥湿利水，止汗，安胎。用于脾虚食少，腹胀泄泻，痰饮眩悸，水肿，自汗，胎动不安。

【用法与用量】6~12g。

【贮藏】置阴凉干燥处，防蛀。

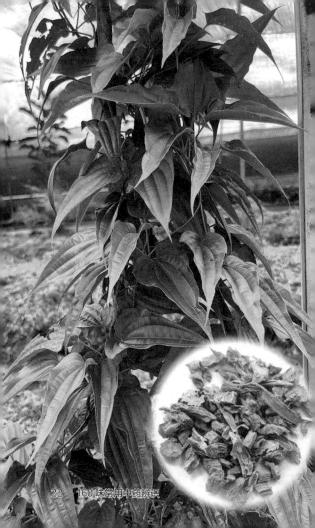

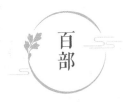

百部

　　百部为百部科植物直立百部
Stemona sessilifolia (Miq.) Miq.、蔓生百
部 *Stemona japonica* (Bl.) Miq. 或对叶百部
Stemona tuberosa Lour. 的干燥块根。春、
秋二季采挖，除去须根，洗净，置沸水
中略烫或蒸至无白心，取出，晒干。

　　【性味与归经】甘、苦，微温。归
肺经。

　　【功能与主治】润肺下气止咳，杀
虫灭虱。用于新久咳嗽，肺痨咳嗽，顿
咳；外用于头虱，体虱，蛲虫病，阴
痒。蜜百部润肺止咳，用于阴虚劳嗽。

　　【用法与用量】3~9g。外用适量，
水煎或酒浸。

　　【贮藏】置通风干燥处，防潮。

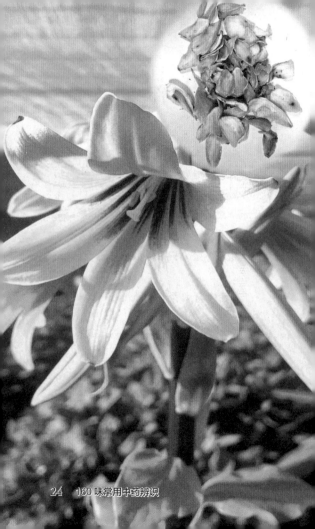

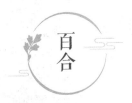

百合

百合为百合科植物卷丹 *Lilium lancifolium* Thunb.、百合 *Lilium brownii* F.E.Brown var. *viridulum* Baker 或细叶百合 *Lilium pumilum* DC. 的干燥肉质鳞叶。秋季采挖，洗净，剥取鳞叶，置沸水中略烫，干燥。

【性味与归经】甘，寒。归心、肺经。

【功能与主治】养阴润肺，清心安神。用于阴虚燥咳，劳嗽咯血，虚烦惊悸，失眠多梦，精神恍惚。

【用法与用量】6~12g。

【贮藏】置通风干燥处。

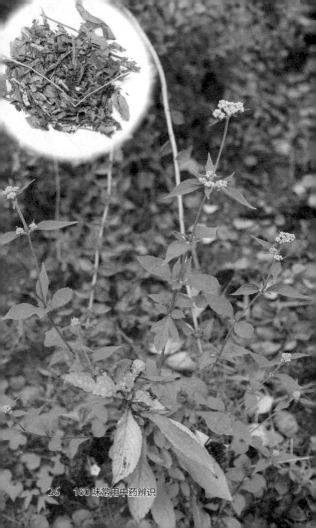

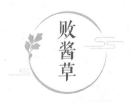

败酱草

败酱草为败酱科植物黄花败酱 *Patrinia scabiosaefolia* Fisch. 或白花败酱 *Patrinia villose* Juss. 的干燥全草。全国大部分地区均有分布，主产于四川、河北、河南、东北三省等地。夏、秋季采收，全株拔起，除去泥沙，洗净，阴干或晒干。切断，生用。

【性味与归经】辛、苦，微寒。归胃、大肠、肝经。

【功能与主治】清热解毒，消痈排脓，祛瘀止痛。用于肠痈肺痈，痈肿疮毒，产后瘀阻腹痛。

【用法与用量】煎服，6~15g。外用适量。

【贮藏】置干燥处。

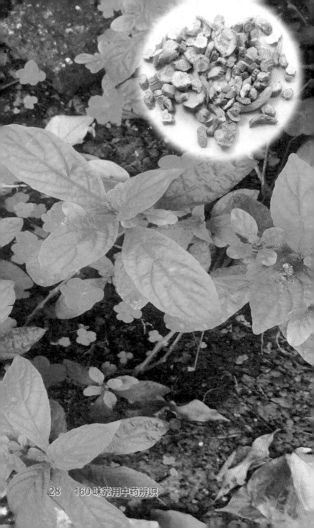

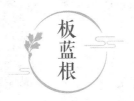

板蓝根

板蓝根为十字花科植物菘蓝 *Isatis indigotica* Fort. 的干燥根。秋季采挖，除去泥沙，晒干。

【性味与归经】苦，寒。归心、胃经。

【功能与主治】清热解毒，凉血利咽。用于温疫时毒，发热咽痛，温毒发斑，痄腮，烂喉丹痧，大头瘟疫，丹毒，痈肿。

【用法与用量】9~15g。

【贮藏】置干燥处，防霉，防蛀。

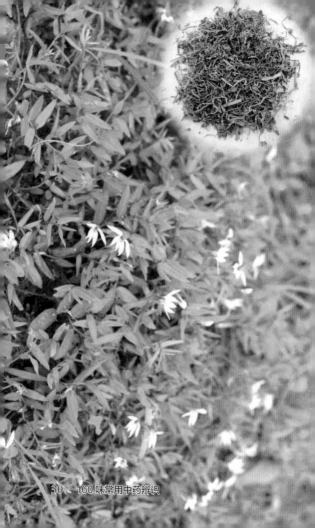

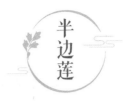

半边莲

半边莲为桔梗科植物半边莲 *Lobelia chinensis* Lour. 的干燥全草。夏季采收，除去泥沙，洗净，晒干。

【性味与归经】辛，平。归心、小肠、肺经。

【功能与主治】清热解毒，利尿消肿。用于痈肿疔疮，蛇虫咬伤，臌胀水肿，湿热黄疸，湿疹湿疮。

【用法与用量】9~15g。

【贮藏】置干燥处。

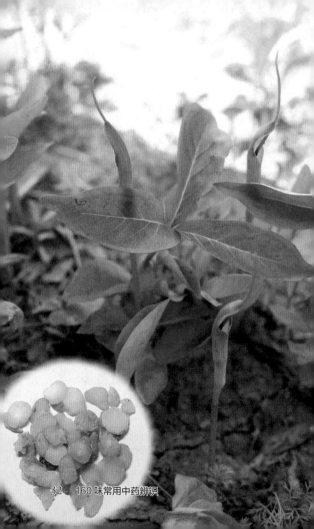

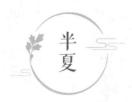

半夏

半夏为天南星科植物半夏 *Pinellia ternate* (Thunb.) Breit. 的干燥块茎。夏、秋二季采挖，洗净，除去外皮和须根，晒干。

【性味与归经】辛，温；有毒。归脾、胃、肺经。

【功能与主治】燥湿化痰，降逆止呕，消痞散结。用于湿痰寒痰，咳喘痰多，痰饮眩悸，风痰眩晕，痰厥头痛，呕吐反胃，胸脘痞闷，梅核气；外用痈肿痰核。

【用法与用量】内服一般炮制后使用，3~9g。外用适量，磨汁涂或研末以酒调敷患处。

【注意】不宜与川乌、制川乌、草乌、制草乌、附子同用；生品内服宜慎。

【贮藏】置通风干燥处，防蛀。

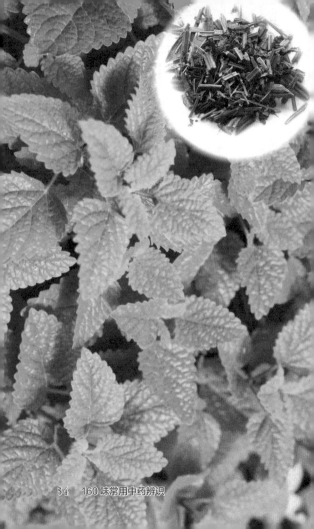

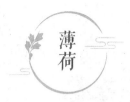

薄荷

薄荷为唇形科植物薄荷 *Mentha haplocalyx* Briq. 的干燥地上部分。夏、秋二季茎叶茂盛或花开至三轮时，选晴天，分次采割，晒干或阴干。

【性味与归经】辛，凉。归肺、肝经。

【功能与主治】疏散风热，清利头目，利咽，透疹，疏肝行气。用于风热感冒，风温初起，头痛，目赤，喉痹，口疮，风疹，麻疹，胸胁胀闷。

【用法与用量】3~6g，后下。

【贮藏】置阴凉干燥处。

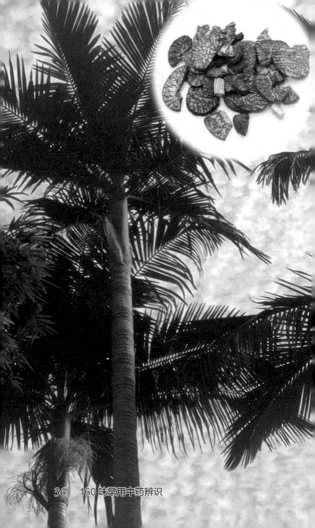

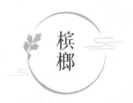

槟榔

槟榔为棕榈科植物槟榔 *Areca catechu* L. 的干燥成熟种子。春末至秋初采收成熟果实，用水煮后，干燥，除去果皮，取出种子，干燥。

【性味与归经】苦、辛，温。归胃、大肠经。

【功能与主治】杀虫，消积，行气，利水，截疟。用于绦虫病，蛔虫病，姜片虫病，虫积腹痛，积滞泻痢，里急后重，水肿脚气，疟疾。

【用法与用量】3~10g；驱绦虫、姜片虫 30~60g。

【贮藏】置通风干燥处，防蛀。

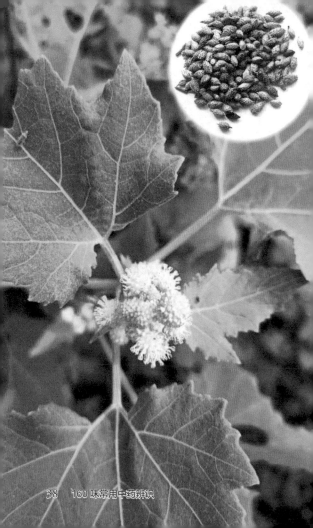

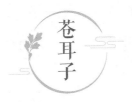

苍耳子

苍耳子为菊科植物苍耳 *Xanthium sibiricum* Patr. 的干燥成熟带总苞的果实。秋季果实成熟时采收，干燥。除去梗、叶等杂质。

【**性味与归经**】辛、苦，温；有毒。归肺经。

【**功能与主治**】散风寒，通鼻窍，祛风湿。用于风寒头痛，鼻塞流涕，鼻鼽，鼻渊，风疹瘙痒，湿痹拘挛。

【**用法与用量**】3~10g。

【**贮藏**】置干燥处。

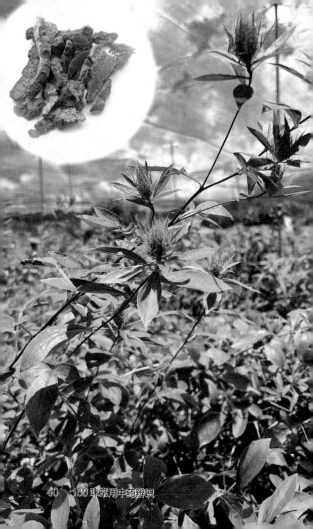

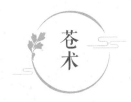

苍术为菊科植物茅苍术
Atractylodes lancea (Thunb.) DC. 或
北 苍 术 *Atractylodes chinensis* (DC.)
Koidz. 的干燥根茎。春、秋二季采挖，
除去泥沙，晒干，撞去须根。

【性味与归经】辛、苦，温。归脾、
胃、肝经。

【功能与主治】燥湿健脾，祛风散
寒，明目。用于湿阻中焦，脘腹胀满，
泄泻，水肿，脚气痿躄，风湿痹痛，风
寒感冒，夜盲，眼目昏涩。

【用法与用量】3~9g。

【贮藏】置阴凉干燥处。

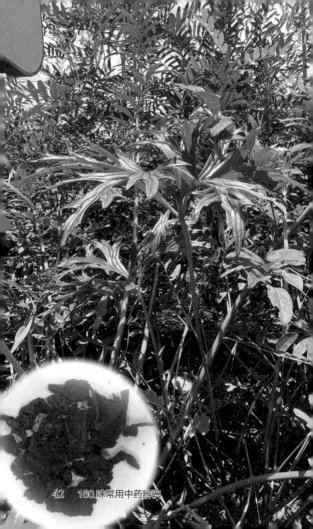

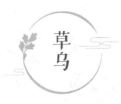

草乌

草乌为毛茛科植物北乌头 *Aconitum kusnezoffii* Reichb. 的干燥块根。秋季茎叶枯萎时采挖，除去须根和泥沙，干燥。

【性味与归经】辛、苦，热；有大毒。归心、肝、肾、脾经。

【功能与主治】祛风除湿，温经止痛。用于风寒湿痹，关节疼痛，心腹冷痛，寒疝作痛及麻醉止痛。

【用法与用量】一般炮制后用。

【注意】生品内服宜慎；孕妇禁用；不宜与半夏、瓜蒌、瓜蒌子、瓜蒌皮、天花粉、川贝母、浙贝母、平贝母、伊贝母、湖北贝母、白蔹、白及同用。

【贮藏】置通风干燥处，防蛀。

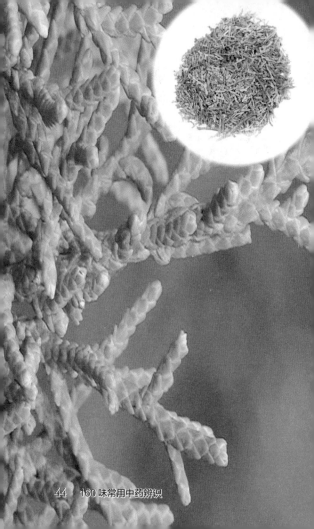

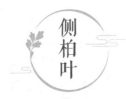

侧柏叶

侧柏叶为柏科植物侧柏 *Platycladus orientalis* (L.) Franco 的干燥枝梢和叶。多在夏、秋二季采收，阴干。

【性味与归经】苦、涩，寒。归肺、肝、脾经。

【功能与主治】凉血止血，化痰止咳，生发乌发。用于吐血，衄血，咯血，便血，崩漏下血，肺热咳嗽，血热脱发，须发早白。

【用法与用量】6~12g。外用适量。

【贮藏】置干燥处。

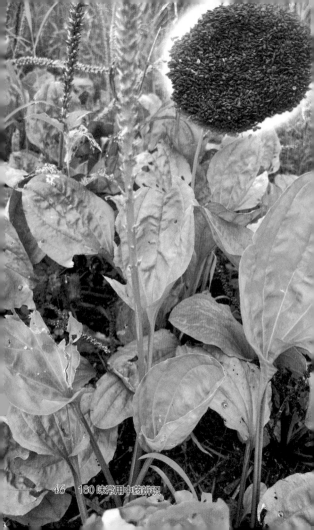

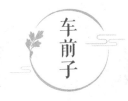

车前子

车前子为车前科植物车前 *Plantago asiatica* L. 或平车前 *Plantago depressa* Willd. 的干燥成熟种子。夏、秋二季种子成熟时采收果穗，晒干，搓出种子，除去杂质。

【**性味与归经**】甘，寒。归肝、肾、肺、小肠经。

【**功能与主治**】清热利尿通淋，渗湿止泻，明目，祛痰。用于热淋涩痛，水肿胀满，暑湿泄泻，目赤肿痛，痰热咳嗽。

【**用法与用量**】9~15g，包煎。

【**贮藏**】置通风干燥处，防潮。

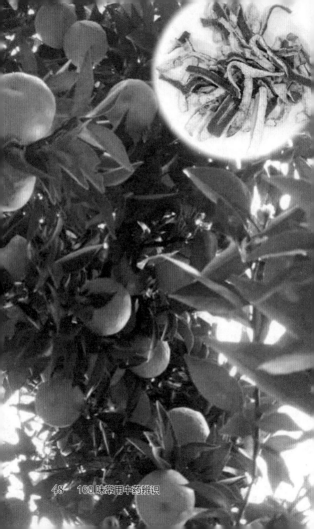

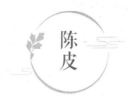

陈皮

陈皮为芸香科植物橘 *Citrus reticulata* Blanco 及其栽培变种的干燥成熟果皮。药材分为"陈皮"和"广陈皮"。采摘成熟果实，剥取果皮，晒干或低温干燥。

【**性味与归经**】苦、辛，温。归肺、脾经。

【**功能与主治**】理气健脾，燥湿化痰。用于脘腹胀满，食少吐泻，咳嗽痰多。

【**用法与用量**】3~10g。

【**贮藏**】置阴凉干燥处，防霉，防蛀。

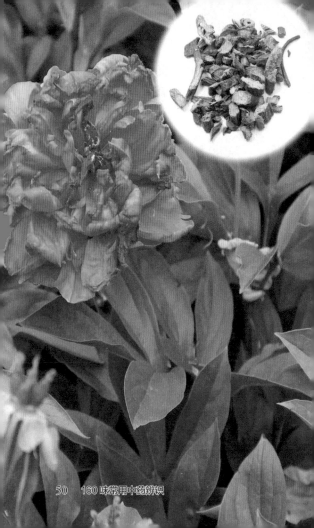

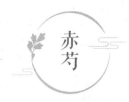

赤芍

赤芍为毛茛科植物芍药 *Paeonia lactiflora* Pall. 或川赤芍 *Paeonia veitchii* Lynch 的干燥根。春、秋二季采挖，除去根茎、须根及泥沙，晒干。

【性味与归经】苦，微寒。归肝经。

【功能与主治】清热凉血，散瘀止痛。用于热入营血，温毒发斑，吐血衄血，目赤肿痛，肝郁胁痛，经闭痛经，癥瘕腹痛，跌仆损伤，痈肿疮疡。

【用法与用量】6~12g。

【注意】不宜与藜芦同用。

【贮藏】置通风干燥处。

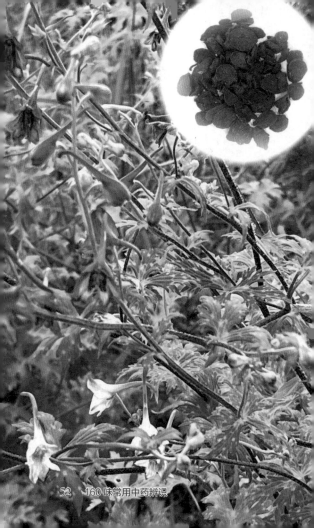

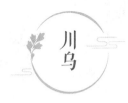

川乌

川乌为毛茛科植物乌头 *Aconitum carmichaelii* Debx. 的干燥母根。6月下旬至8月上旬采挖，除去子根、须根及泥沙，晒干。

【**性味与归经**】辛、苦，热；有大毒。归心、肝、肾、脾经。

【**功能与主治**】祛风除湿，温经止痛。用于风寒湿痹，关节疼痛，心腹冷痛，寒疝作痛及麻醉止痛。

【**用法与用量**】一般炮制后用。

【**注意**】生品内服宜慎；孕妇禁用；不宜与半夏、瓜蒌、瓜蒌子、瓜蒌皮、天花粉、川贝母、浙贝母、平贝母、伊贝母、湖北贝母、白蔹、白及同用。

【**贮藏**】置通风干燥处，防蛀。

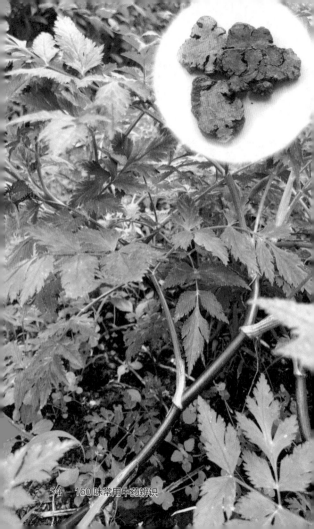

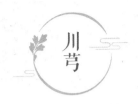

川芎

川芎为伞形科植物川芎 *Ligusticum chuanxiong* Hort. 的干燥根茎。夏季当茎上的节盘显著突出，并略带紫色时采挖。除去泥沙，晒后烘干，再去须根。

【性味与归经】辛，温。归肝、胆、心包经。

【功能与主治】活血行气，祛风止痛。用于胸痹心痛，胸胁刺痛，跌仆肿痛，月经不调，经闭痛经，癥瘕腹痛，头痛，风湿痹痛。

【用法与用量】3~10g。

【贮藏】置阴凉干燥处，防蛀。

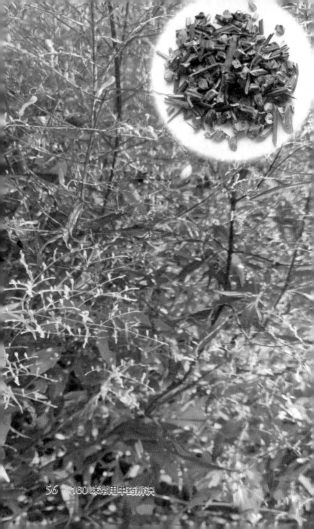

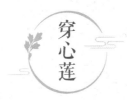

穿心莲

穿心莲为爵床科植物穿心莲 *Andrographis paniculata* (Burm. f.) Nees 的干燥地上部分。秋初茎叶茂盛时采割，晒干。

【性味与归经】苦，寒。归心、肺、大肠、膀胱经。

【功能与主治】清热解毒，凉血，消肿。用于感冒发热，咽喉肿痛，口舌生疮，顿咳劳嗽，泄泻痢疾，热淋涩痛，痈肿疮疡，蛇虫咬伤。

【用法与用量】6~9g。外用适量。

【贮藏】置干燥处。

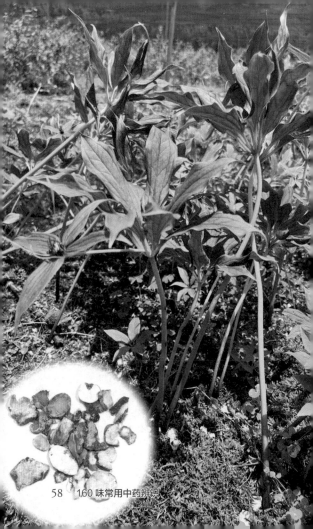

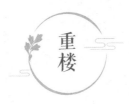

重楼

重楼为百合科植物云南重楼 *Paris polyphylla* Smith var.*yunnanensis* (Franch.) Hand.-Mazz. 或七叶一枝花 *Paris polyphylla* Smith var.*chinensis* (Franch.) Hara 的干燥根茎。秋季采挖，除去须根，洗净，晒干。

【性味与归经】苦，微寒；有小毒。归肝经。

【功能与主治】清热解毒，消肿止痛，凉肝定惊。用于疔疮痈肿，咽喉肿痛，蛇虫咬伤，跌仆伤痛，惊风抽搐。

【用法与用量】3~9g。外用适量，研末调敷。

【贮藏】置阴凉干燥处，防蛀。

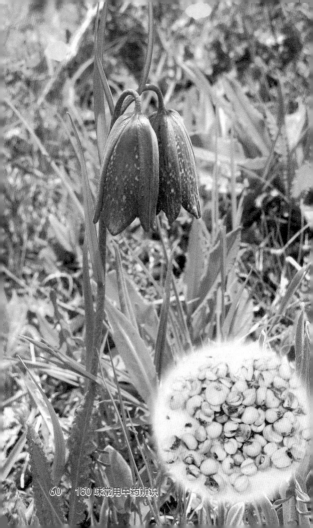

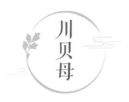

川贝母

川贝母为百合科植物川贝母 *Fritillaria cirrhosa* D. Don、暗紫贝母 *Fritillaria unibracteata* Hsiao et K. C. Hsia、甘肃贝母 *Fritillaria przewalskii* Maxim.、梭砂贝母 *Fritillaria delavayi* Franch.、太白贝母 *Fritillaria taipaiensis* P.Y.Li 或瓦布贝母 *Fritillaria unibracteata* Hsiao et K. C. Hsia var. *wabuensis* (S.Y.Tang et S.C.Yue) Z.D.Liu, S.Wang et S.C. Chen 的干燥鳞茎。按性状不同分别习称"松贝""青贝""炉贝"和"栽培品"。夏、秋二季或积雪融化后采挖，除去须根、粗皮及泥沙，晒干或低温干燥。

【性味与归经】苦、甘，微寒。归

肺、心经。

【功能与主治】清热润肺，化痰止咳，散结消痈。用于肺热燥咳，干咳少痰，阴虚劳嗽，痰中带血，瘰疬，乳痈，肺痈。

【用法与用量】3~10g；研粉冲服，一次 1~2g。

【注意】不宜与川乌、制川乌、草乌、制草乌、附子同用。

【贮藏】置通风干燥处，防蛀。

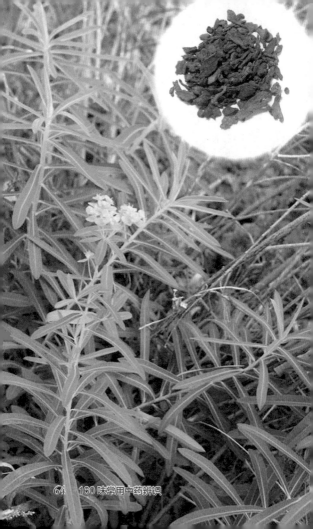

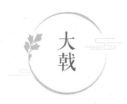

大戟

大戟为大戟科植物大戟 *Euphorbia pekinensis* Rupr. 的干燥根。秋、冬二季采挖，洗净，晒干。

【性味与归经】苦，寒；有毒。归肺、脾、肾经。

【功能与主治】泻水逐饮，消肿散结。用于水肿胀满，胸腹积水，痰饮积聚，气逆咳喘，二便不利，痈肿疮毒，瘰疬痰核。

【用法与用量】1.5~3g。入丸散服，每次 1g；内服醋制用。外用适量，生用。

【注意】孕妇禁用；不宜与甘草同用。

【贮藏】置干燥处，防蛀。

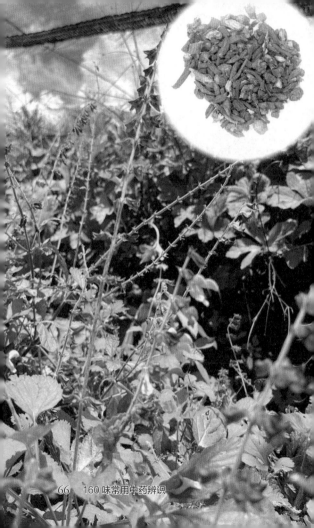

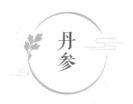

丹参

丹参为唇形科植物丹参 *Salvia miltiorrhiza* Bge. 的干燥根和根茎。春、秋二季采挖，除去泥沙，干燥。

【性味与归经】苦、微寒。归心、肝经。

【功能与主治】活血祛瘀，通经止痛，清心除烦，凉血消痈。用于胸痹心痛，脘腹胁痛，癥瘕积聚，热痹疼痛，心烦不眠，月经不调，痛经经闭，疮疡肿痛。

【用法与用量】10~15g。

【注意】不宜与藜芦同用。

【贮藏】置于干燥处。

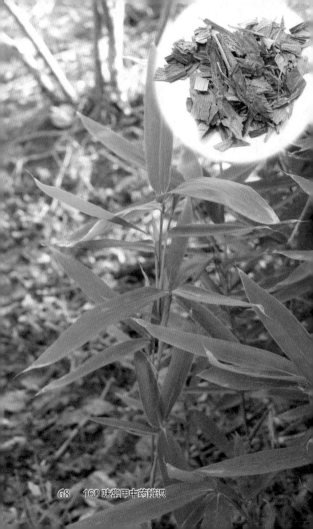

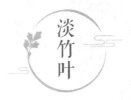

淡竹叶

淡竹叶为禾本科植物淡竹叶 *Lophatherum gracile* Brongn. 的干燥茎叶。夏季未抽花穗前采割，晒干。

【性味与归经】甘、淡，寒。归心、胃、小肠经。

【功能与主治】清热泻火，除烦止渴，利尿通淋。用于热病烦渴，小便短赤涩痛，口舌生疮。

【用法与用量】6~10g。

【贮藏】置干燥处。

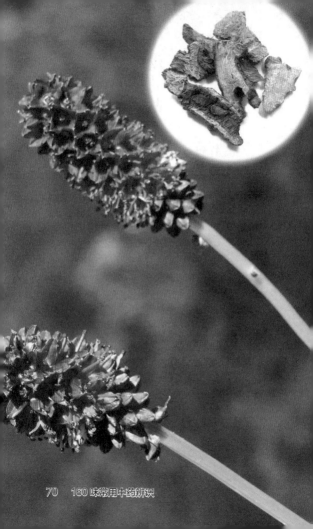

地榆

地榆为蔷薇科植物地榆 *Sanguisorba officinalis* L. 或长叶地榆 *Sanguisorba officinalis* L.var.*longifolia* (Bert.) Yü et Li的干燥根。后者习称"绵地榆"。春季将发芽时或秋季植株枯萎后采挖，除去须根，洗净，干燥，或趁鲜切片，干燥。

【性味与归经】苦、酸、涩，微寒。归肝、大肠经。

【功能与主治】凉血止血，解毒敛疮。用于便血，痔血，血痢，崩漏，水火烫伤，痈肿疮毒。

【用法与用量】9~15g。外用适量，研末涂敷患处。

【贮藏】置通风干燥处，防蛀。

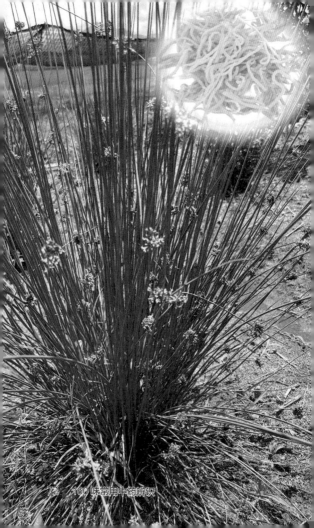

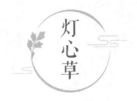

灯心草

灯心草为灯心草科植物灯心草 *Juncus effusus* L. 的干燥茎髓。夏末至秋季割取茎，晒干，取出茎髓，理直，扎成小把。

【性味与归经】甘、淡，微寒。归心、肺、小肠经。

【功能与主治】清心火，利小便。用于心烦失眠，尿少涩痛，口舌生疮。

【用法与用量】1~3g。

【贮藏】置干燥处。

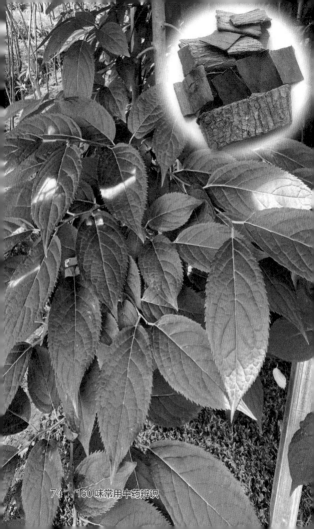

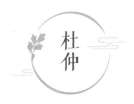

杜仲

杜仲为杜仲科植物杜仲 *Eucommia ulmoides* Oliv. 的干燥树皮。4~6 月剥取，刮去粗皮，堆置"发汗"至内皮呈紫褐色，晒干。

【性味与归经】甘，温。归肝、肾经。

【功能与主治】补肝肾，强筋骨，安胎。用于肝肾不足，腰膝酸痛，筋骨无力，头晕目眩，妊娠漏血，胎动不安。

【用法与用量】6~10g。

【贮藏】置通风干燥处。

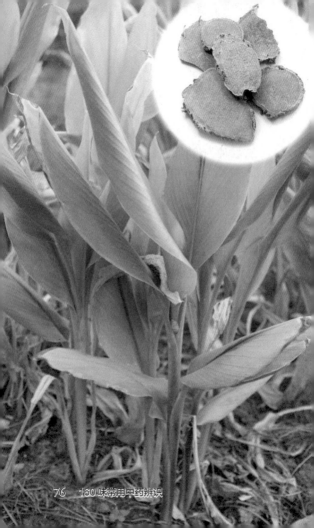

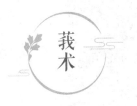

莪术

莪术为姜科植物蓬莪术 *Curcuma phaeocaulis* Val.、广西莪术 *Curcuma kwangsiensis* S.G.Lee et C.F.Liang 或者温郁金 *Curcuma wenyujin* Y.H.Chen et C.Ling 的干燥根茎。后者习称"温莪术"。冬季茎叶枯萎后采挖，洗净，蒸或煮至透心，晒干或低温干燥后除去须根和杂质。

【性味与归经】辛、苦，温。归肝、脾经。

【功能与主治】行气破血，消积止痛。用于癥瘕痞块，瘀血经闭，胸痹心痛，食积胀痛。

【用法与用量】6~9g。

【注意】孕妇禁用。

【贮藏】置干燥处，防蛀。

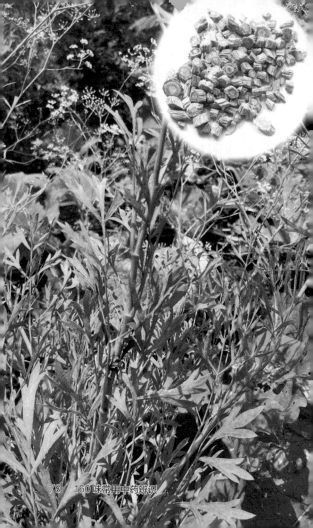

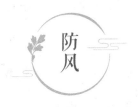

防风

防风为伞形科植物防风 *Saposhnikovia divaricata* (Turcz.) Schischk. 的干燥根。春、秋二季采挖未抽花茎植株的根，除去须根和泥沙，晒干。

【性味与归经】辛、甘，微温。归膀胱、肝、脾经。

【功能与主治】祛风解表，胜湿止痛，止痉。用于感冒头痛，风湿痹痛，风疹瘙痒，破伤风。

【用法与用量】5~10g。

【贮藏】置阴凉干燥处，防蛀。

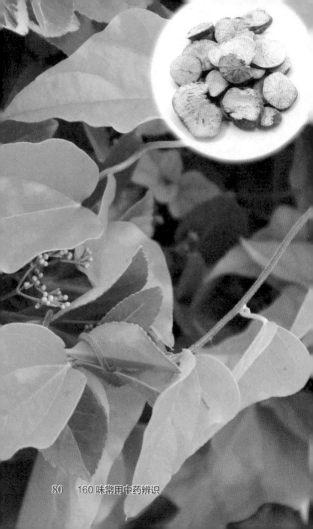

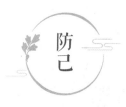

防己

防己为防己科植物粉防己 *Stephania tetrandra* S.Moore 的干燥根。秋季采挖，洗净，除去粗皮，晒至半干，切段，个大者再纵切，干燥。

【性味与归经】苦，寒。归膀胱、肺经。

【功能与主治】祛风止痛，利水消肿。用于风湿痹痛，水肿脚气，小便不利，湿疹疮毒。

【用法与用量】5~10g。

【贮藏】置干燥处，防霉，防蛀。

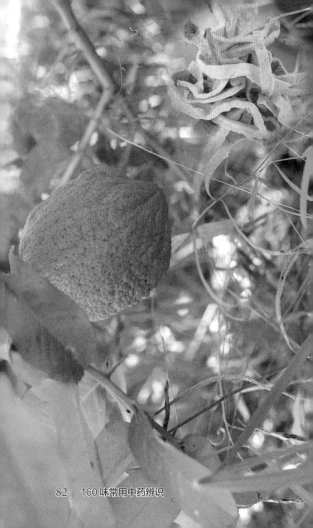

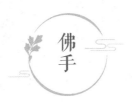

佛手

佛手为芸香科植物佛手 *Citrus medica* L. var. *sarcodactylis* Swingle 的干燥果实。秋季果实尚未变黄或变黄时采收，纵切成薄片，晒干或低温干燥。

【性味与归经】辛、苦、酸，温。归肝、脾、胃、肺经。

【功能与主治】疏肝理气，和胃止痛，燥湿化痰。用于肝胃气滞，胸胁胀痛，胃脘痞满，食少呕吐，咳嗽痰多。

【用法与用量】3~10g。

【贮藏】置阴凉干燥处，防霉，防蛀。

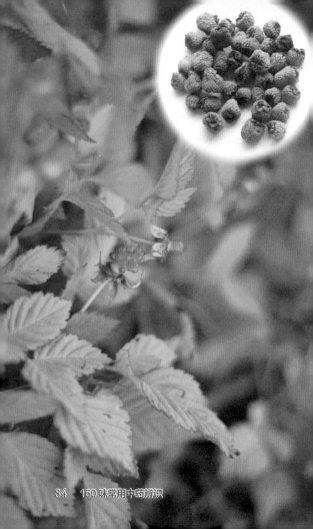

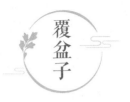

覆盆子

覆盆子为蔷薇科植物华东覆盆子 *Rubus chingii* Hu 的干燥果实。夏初果实由绿变绿黄时采收,除去梗、叶,置沸水中略烫或略蒸,取出,干燥。

【性味与归经】甘、酸,温。归肝、肾、膀胱经。

【功能与主治】益肾固精缩尿,养肝明目。用于遗精滑精,遗尿尿频,阳痿早泄,目暗昏花。

【用法与用量】6~12g。

【贮藏】置干燥处。

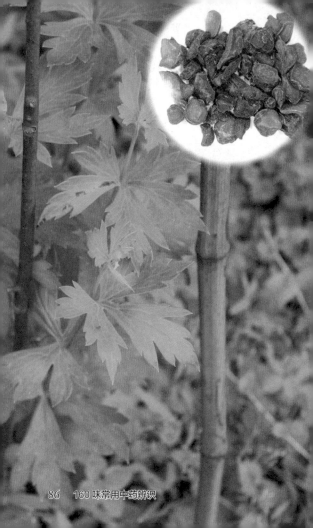

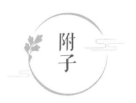

附子

附子为毛茛科植物乌头 *Aconitum carmichaelii* Debx. 的子根的加工品。6月下旬至8月上旬采挖，除去母根、须根及泥沙，习称"泥附子"，加工成下列规格。

1. 选择个大、均匀的泥附子，洗净，浸入胆巴的水溶液中过夜，再加食盐，继续浸泡，每日取出晒晾，并逐渐延长晒晾时间，直至附子表面出现大量结晶盐粒（盐霜）、体质变硬为止，习称"盐附子"。

2. 取泥附子，按大小分别洗净，浸入胆巴的水溶液中数日，连同浸液煮至透心，捞出，水漂，纵切成厚约 0.5cm 的片，再用水浸漂，用调色液使附片染成浓茶色，取出，蒸至出现油面、光泽后，烘至半干，再晒干或继续烘干，习称"黑顺片"。

3. 选择大小均匀的泥附子，洗净，浸入胆巴的水溶液中数日，连同浸液煮至透心，捞出，剥去外皮，纵切成厚约0.3cm的片，用水浸漂，取出，蒸透，晒干，习称"白附片"。

【性味与归经】辛、甘，大热；有毒。归心、肾、脾经。

【功能与主治】回阳救逆，补火助阳，散寒止痛。用于亡阳虚脱，肢冷脉微，心阳不足，胸痹心痛，虚寒吐泻，脘腹冷痛，肾阳虚衰，阳痿宫冷，阴寒水肿，阳虚外感，寒湿痹痛。

【用法与用量】3~15g，先煎，久煎。

【贮藏】盐附子密闭，置阴凉干燥处；黑顺片及白附片置干燥处，防潮。

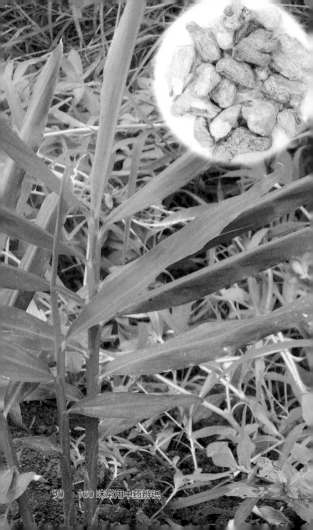

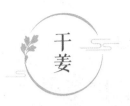

干姜

干姜为姜科植物姜 *Zingiber offcinale* Rosc. 的干燥根茎。冬季采挖，除去须根和泥沙，晒干或低温干燥。趁鲜切片晒干或低温干燥者称为"干姜片"。

【性味与归经】辛，热。归脾、胃、肾、心、肺经。

【功能与主治】温中散寒，回阳通脉，温肺化饮。用于脘腹冷痛，呕吐泄泻，肢冷脉微，寒饮喘咳。

【用法与用量】3~10g。

【贮藏】置阴凉干燥处，防蛀。

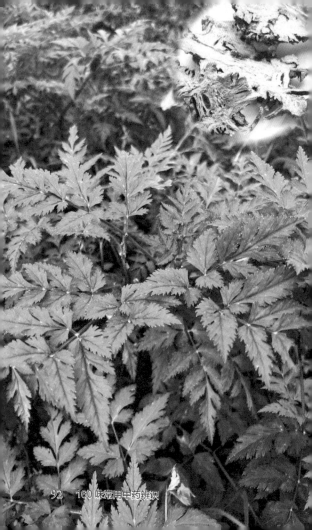

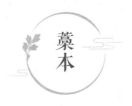

藁本

藁本为伞形科植物藁本 *Ligusticum sinense* Oliv. 或辽藁本 *Ligusticum jeholense* Nakai et Kitag. 的干燥根茎和根。秋季茎叶枯萎或次春出苗时采挖，除去泥沙，晒干或烘干。

【性味与归经】辛，温。归膀胱经。

【功能与主治】祛风，散寒，除湿，止痛。用于风寒感冒，颠顶疼痛，风湿痹痛。

【用法与用量】3~10g。

【贮藏】置阴凉干燥处，防潮，防蛀。

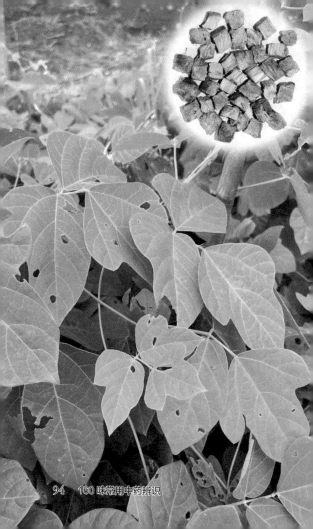

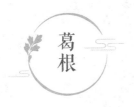

葛根

葛根为豆科植物野葛 *Pueraria lobata* (Willd.) Ohwi 的干燥根。习称野葛。秋、冬二季采挖，趁鲜切成厚片或小块；干燥。

【性味与归经】甘、辛，凉。归脾、胃、肺经。

【功能与主治】解肌退热，生津止渴，透疹，升阳止泻，通经活络，解酒毒。用于外感发热头痛，项背强痛，口渴，消渴，麻疹不透，热痢，泄泻，眩晕头痛，中风偏瘫，胸痹心痛，酒毒伤中。

【用法与用量】10~15g。

【贮藏】置通风干燥处，防蛀。

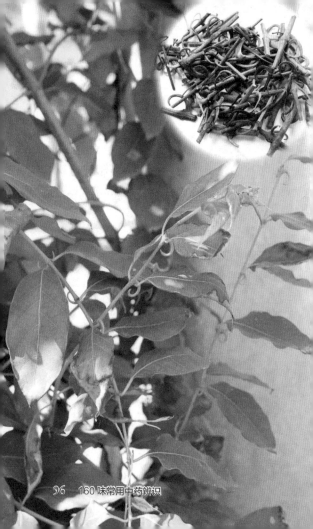

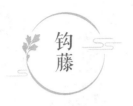

钩藤

钩藤为茜草科植物钩藤 *Uncaria rhynchophylla* (Miq.) Miq.ex Havil.、大叶钩藤 *Uncaria macrophylla* Wall.、毛钩藤 *Uncaria hirsuta* Havil.、华钩藤 *Uncaria sinensis* (Oliv.) Havil. 或无柄果钩藤 *Uncaria sessilifructus* Roxb. 的干燥带钩茎枝。秋、冬二季采收，去叶，切段，晒干。

【性味与归经】甘，凉。归肝、心包经。

【功能与主治】息风定惊，清热平肝。用于肝风内动，惊痫抽搐，高热惊厥，感冒夹惊，小儿惊啼，妊娠子痫，头痛眩晕。

【用法与用量】3~12g，后下。

【贮藏】置干燥处。

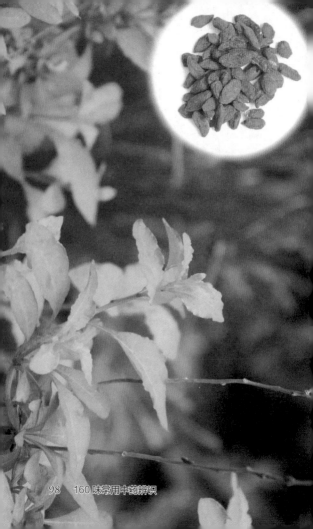

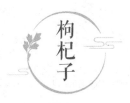

枸杞子

枸杞子为茄科植物宁夏枸杞 *Lycium barbarum* L. 的干燥成熟果实。夏、秋二季果实呈红色时采收，热风烘干，除去果梗，或晾至皮皱后，晒干，除去果梗。

【性味与归经】甘，平。归肝、肾经。

【功能与主治】滋补肝肾，益精明目。用于虚劳精亏，腰膝酸痛，眩晕耳鸣，阳痿遗精，内热消渴，血虚萎黄，目昏不明。

【用法与用量】6~12g。

【贮藏】置阴凉干燥处，防闷热，防潮，防蛀。

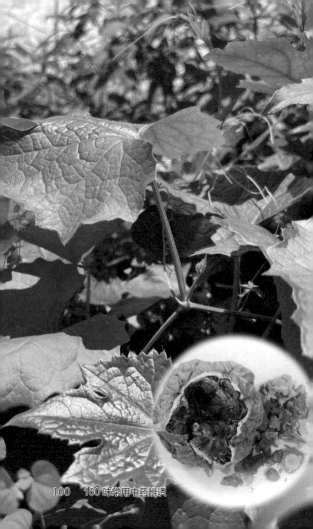

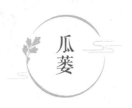

瓜蒌

瓜蒌为葫芦科植物栝楼 *Trichosanthes kirilouwii* Maxim. 或双边栝楼 *Trichosanthes rosthornii* Harms 的干燥成熟果实。秋季果实成熟时，连果梗剪下，置通风处阴干。

【性味与归经】甘、微苦、寒。归肺、胃、大肠经。

【功能与主治】清热涤痰，宽胸散结，润燥滑肠。用于肺热咳嗽，痰浊黄稠，胸痹心痛，结胸痞满，乳痈，肺痈，肠痈，大便秘结。

【用法与用量】9~15g。

【注意】不宜与川乌、制川乌、草乌、制草乌、附子同用。

【贮藏】置阴凉干燥处，防霉，防蛀。

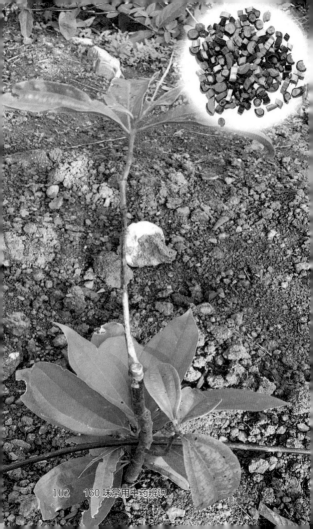

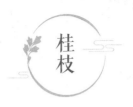

桂枝

桂枝为樟科植物肉桂 *Cinnamomum cassia* Presl 的干燥嫩枝。春、夏二季采收，除去叶，晒干，或切片晒干。

【性味与归经】辛、甘，温。归心、肺、膀胱经。

【功能与主治】发汗解肌，温通经脉，助阳化气，平冲降气。用于风寒感冒，脘腹冷痛，血寒经闭，关节痹痛，痰饮，水肿，心悸，奔豚。

【用法与用量】3~10g。

【注意】孕妇慎用。

【贮藏】置阴凉干燥处。

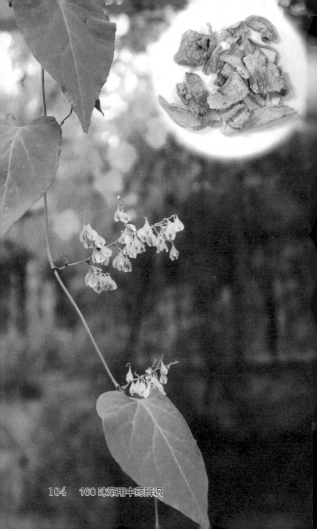

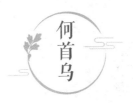

何首乌

何首乌为蓼科植物何首乌 *Polygonum multiflorum* Thunb. 的干燥块根。秋、冬二季叶枯萎时采挖，削去两端，洗净，个大的切成块，干燥。

【性味与归经】苦、甘、涩，微温。归肝、心、肾经。

【功能与主治】解毒，消痈，截疟，润肠通便。用于疮痈，瘰疬，风疹瘙痒，久疟体虚，肠燥便秘。

【用法与用量】3~6g。

【贮藏】置干燥处，防蛀。

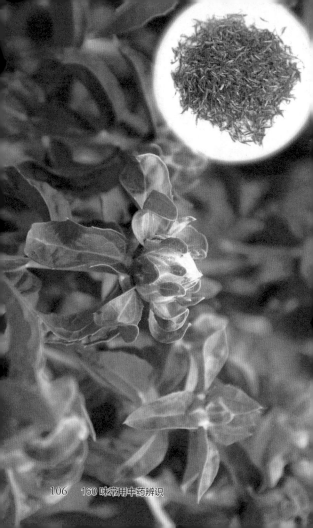

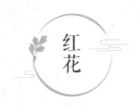

红花

红花为菊科植物红花 *Carthamus tinctorius* L. 的干燥花。夏季花由黄变红时采摘，阴干或晒干。

【性味与归经】辛，温。归心、肝经。

【功能与主治】活血通经，散瘀止痛。用于经闭，痛经，恶露不行，癥瘕痞块，胸痹心痛，瘀滞腹痛，胸胁刺痛，跌仆损伤，疮疡肿痛。

【用法与用量】3~10g。

【注意】孕妇慎用。

【贮藏】置阴凉干燥处，防潮，防蛀。

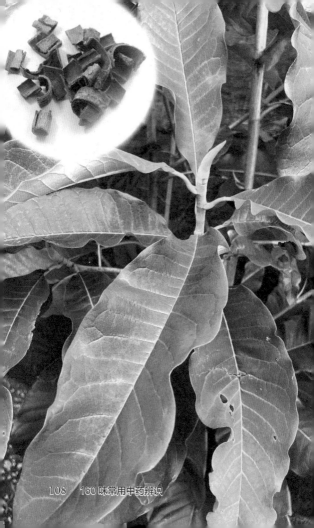

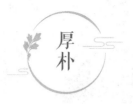

厚朴

厚朴为木兰科植物厚朴 *Magnolia officinalis* Rehd. et Wils. 或凹叶厚朴 *Magnolia officinalis* Rehd. et Wils. var. *biloba* Rehd. et Wils. 的干燥干皮、根皮及枝皮。4~6月剥取，根皮和枝皮直接阴干；干皮置沸水中微煮后，堆置阴湿处，"发汗"至内表面变紫褐色或棕褐色时，蒸软，取出，卷成筒状，干燥。

【性味与归经】苦、辛，温。归脾、胃、肺、大肠经。

【功能与主治】燥湿消痰，下气除满。用于湿滞伤中，脘痞吐泻，食积气滞，腹胀便秘，痰饮喘咳。

【用法与用量】3~10g。

【贮藏】置通风干燥处。

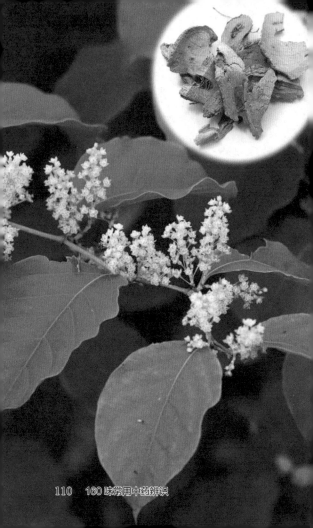

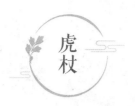

虎杖

虎杖为蓼科植物虎杖 *Polygonum cuspidatum* Sieb. et Zucc. 的干燥根茎和根。春、秋二季采挖，除去须根，洗净，趁鲜切短段或厚片，晒干。

【性味与归经】微苦，微寒。归肝、胆、肺经。

【功能与主治】利湿退黄，清热解毒，散瘀止痛，止咳化痰。用于湿热黄疸，淋浊，带下，风湿痹痛，痈肿疮毒，水火烫伤，经闭，癥瘕，跌仆损伤，肺热咳嗽。

【用法与用量】9~15g。外用适量，制成煎液或油膏涂敷。

【注意】孕妇慎用。

【贮藏】置干燥处，防霉，防蛀。

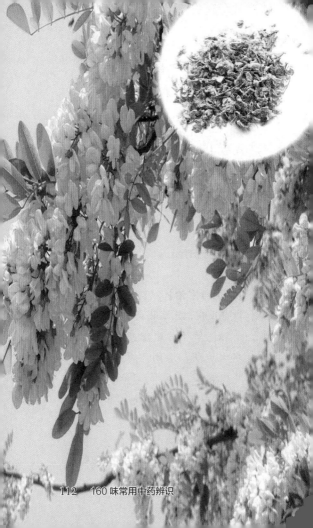

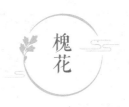

槐花

槐花为豆科植物槐 *Sophora japonica* L. 的干燥花及花蕾。夏季花开放或花蕾形成时采收，及时干燥，除去枝、梗及杂质。前者习称"槐花"，后者习称"槐米"。

【性味与归经】苦，微寒。归肝、大肠经。

【功能与主治】凉血止血，清肝泻火。用于便血，痔血，血痢，崩漏，吐血，衄血，肝热目赤，头痛眩晕。

【用法与用量】5~10g。

【贮藏】置干燥处，防潮，防蛀。

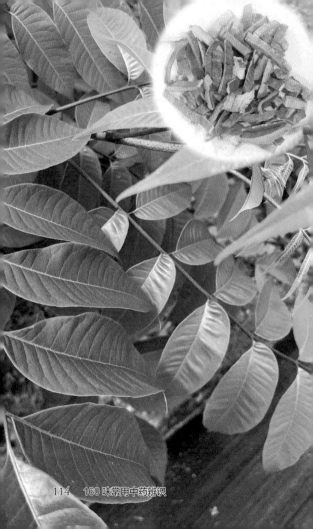

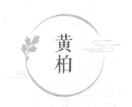

黄柏

黄柏为芸香科植物黄皮树 *Phellodendron chinense* Schneid. 的干燥树皮。习称"川黄柏"。剥取树皮后，除去粗皮，晒干。

【性味与归经】苦，寒。归肾、膀胱经。

【功能与主治】清热燥湿，泻火除蒸，解毒疗疮。用于湿热泻痢，黄疸尿赤，带下阴痒，热淋涩痛，脚气痿躄，骨蒸劳热，盗汗，遗精，疮疡肿毒，湿疹湿疮。盐黄柏滋阴降火。用于阴虚火旺，盗汗骨蒸。

【用法与用量】3~12g。外用适量。

【贮藏】置通风干燥处，防潮。

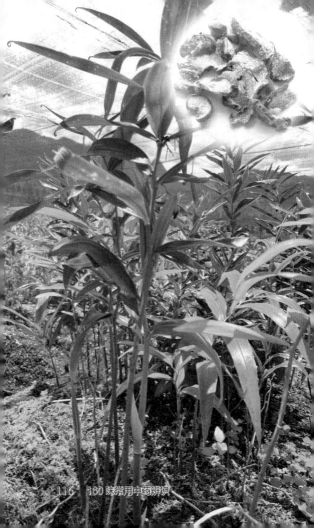

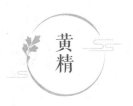

黄精

黄精为百合科植物滇黄精 *Polygonatum kingianum* Coll. et Hemsl.、黄精 *Polygonatum sibiricum* Red. 或多花黄精 *Polygonatum cyrtonema* Hua 的干燥根茎。按形状不同，习称"大黄精""鸡头黄精""姜形黄精"。春、秋二季采挖，除去须根，洗净，置沸水中略烫或蒸至透心，干燥。

【性味与归经】甘，平。归脾、肺、肾经。

【功能与主治】补气养阴，健脾，润肺，益肾。用于脾胃气虚，体倦乏力，胃阴不足，口干食少，肺虚燥咳，劳嗽咳血，精血不足，腰膝酸软，须发早白，内热消渴。

【用法与用量】9~15g。

【贮藏】置通风干燥处，防霉，防蛀。

117

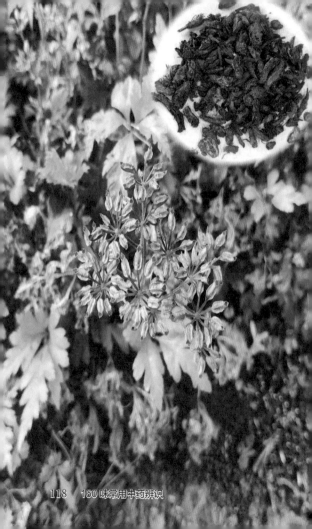

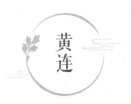

黄连

黄连为毛茛科植物黄连 *Coptis chinensis* Franch.、三角叶黄连 *Coptis deltoidea* C.Y.Cheng et Hsiao 或云连 *Coptis teeta* Wall. 的干燥根茎。以上三种分别习称"味连""雅连""云连"。秋季采挖，除去须根和泥沙，干燥，撞去残留须根。

【性味与归经】苦，寒。归心、脾、胃、肝、胆、大肠经。

【功能与主治】清热燥湿，泻火解毒。用于湿热痞满，呕吐吞酸，泻痢，黄疸，高热神昏，心火亢盛，心烦不寐，心悸不宁，血热吐衄，目赤，牙痛，消渴，痈肿疔疮；外治湿疹，湿疮，耳道流脓。

【用法与用量】2~5g。外用适量。

【贮藏】置通风干燥处。

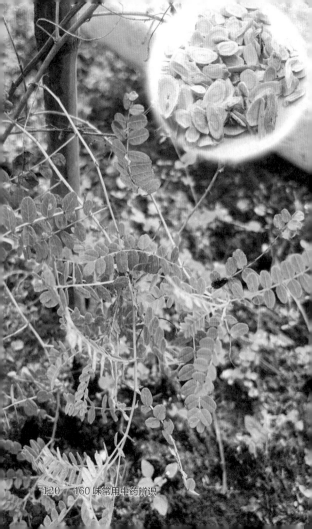

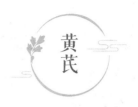

黄芪

黄芪为豆科植物蒙古黄芪 *Astragalus membranaceus* (Fisch.) Bge. var.*mongholicus* (Bge.) Hsiao 或膜荚黄芪 *Astragalus membranaceus* (Fisch.) Bge. 的干燥根。春、秋二季采挖，除去须根和根头，晒干。

【性味与归经】甘，微温。归肺、脾经。

【功能与主治】补气升阳，固表止汗，利水消肿，生津养血，行滞通痹，托毒排脓，敛疮生肌。用于气虚乏力，食少便溏，中气下陷，久泻脱肛，便血崩漏，表虚自汗，气虚水肿，内热消渴，血虚萎黄，半身不遂，痹痛麻木，痈疽难溃，久溃不敛。

【用法与用量】9~30g。

【贮藏】置通风干燥处，防潮，防蛀。

121

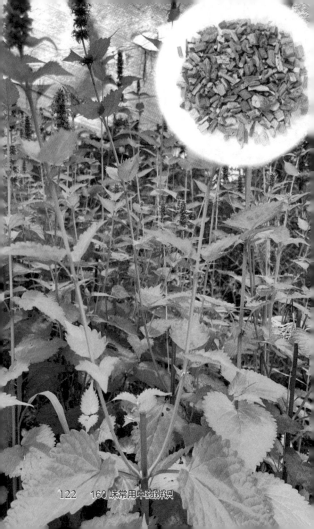

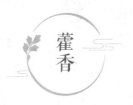

藿香

藿香为唇形科植物广藿香 *Pogostemon cablin* (Blanco) Benth. 的干燥地上部分。枝叶茂盛时采割，日晒夜闷，反复至干。

【性味与归经】辛，微温。归脾、胃、肺经。

【功能与主治】芳香化浊，和中止呕，发表解暑。用于湿浊中阻，脘痞呕吐，暑湿表证，湿温初起，发热倦怠，胸闷不舒，寒湿闭暑，腹痛吐泻，鼻渊头痛。

【用法与用量】3~10g。

【贮藏】置阴凉干燥处，防潮。

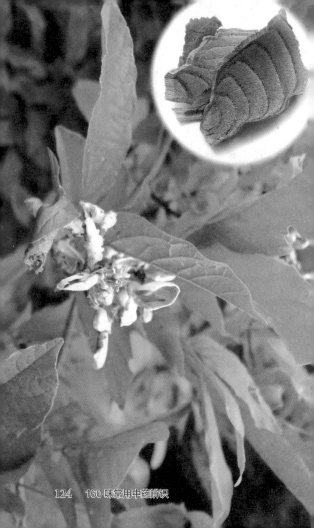

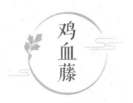

鸡血藤

鸡血藤为豆科植物密花豆 *Spatholobus suberectus* Dunn 的干燥藤茎。秋、冬二季采收，除去枝叶，切片，晒干。

【性味与归经】苦、甘，温。归肝、肾经。

【功能与主治】活血补血，调经止痛，舒筋活络。用于月经不调，痛经，经闭，风湿痹痛，麻木瘫痪，血虚萎黄。

【用法与用量】9~15g。

【贮藏】置阴凉干燥处，防霉，防蛀。

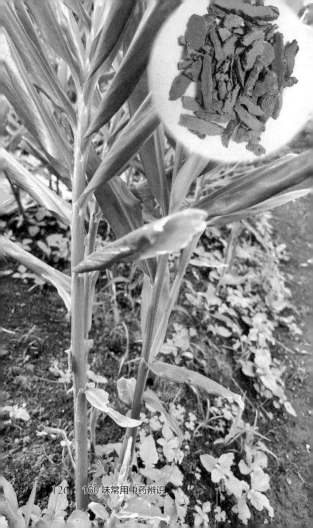

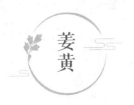

姜黄

姜黄为姜科植物姜黄 *Curcuma Longa* L. 的干燥根茎。冬季茎叶枯萎时采挖，洗净，煮或蒸至透心，晒干，除去须根。

【性味与归经】辛、苦，温。归脾、肝经。

【功能与主治】破血行气，通经止痛。用于胸胁刺痛，胸痹心痛，痛经经闭，癥瘕，风湿肩臂疼痛，跌仆肿痛。

【用法与用量】3~10g。外用适量。

【贮藏】置阴凉干燥处。

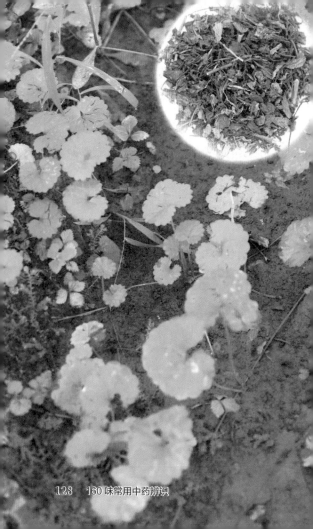

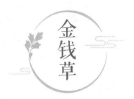

金钱草

金钱草为报春花科植物过路黄 *Lysimachia christinae* Hance 的干燥全草。夏、秋二季采收，除去杂质，晒干。

【性味与归经】甘、咸，微寒。归肝、胆、肾、膀胱经。

【功能与主治】利湿退黄，利尿通淋，解毒消肿。用于湿热黄疸，胆胀胁痛，石淋，热淋，小便涩痛，痈肿疔疮，蛇虫咬伤。

【用法与用量】15~60g。

【贮藏】置干燥处。

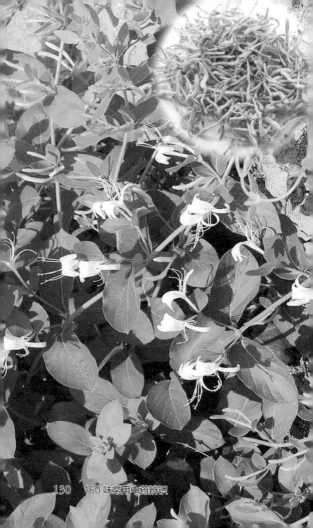

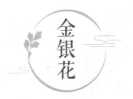

金银花

金银花为忍冬科植物忍冬 *Lonicera japonica* Thunb. 的干燥花蕾或带初开的花。夏初花开放前采收，干燥。

【性味与归经】甘，寒。归肺、心、胃经。

【功能与主治】清热解毒，疏散风热。用于痈肿疔疮，喉痹，丹毒，热毒血痢，风热感冒，温病发热。

【用法与用量】6~15g。

【贮藏】置阴凉干燥处，防潮，防蛀。

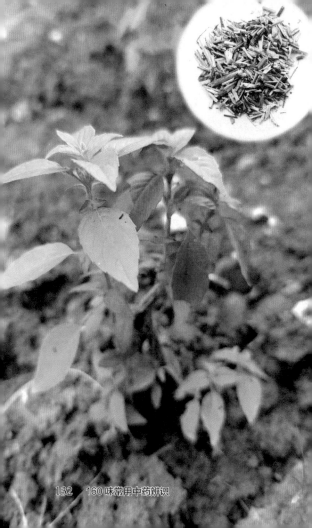

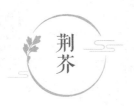

荆芥

荆芥为唇形科植物荆芥 *Schizonepeta tenuifolia* Briq. 的干燥地上部分。春、秋二季花开到顶、穗绿时采割，除去杂质，晒干。

【性味与归经】辛，微温。归肺、肝经。

【功能与主治】解表散风，透疹，消疮。用于感冒，头痛，麻疹，风疹，疮疡初起。

【用法与用量】5~10g。

【贮藏】置阴凉干燥处。

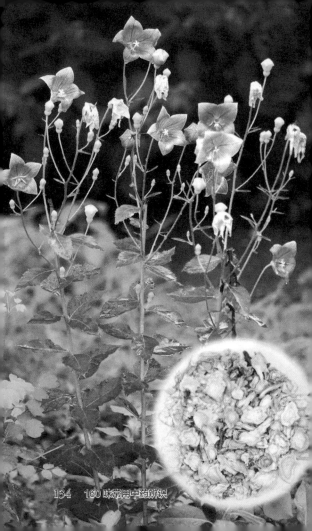

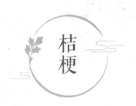

桔梗

桔梗为桔梗科植物桔梗 *Platycodon grandiflorum* (Jacq.) A.DC. 的干燥根。春、秋二季采挖，洗净，除去须根，趁鲜剥去外皮或不去外皮，干燥。

【性味与归经】苦、辛，平。归肺经。

【功能与主治】宣肺，利咽，祛痰，排脓。用于咳嗽痰多，胸闷不畅，咽痛音哑，肺痈吐脓。

【用法与用量】3~10g。

【贮藏】置通风干燥处，防蛀

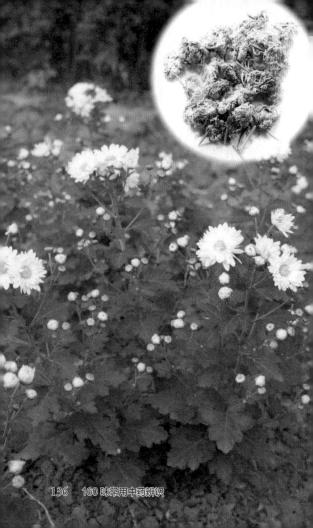

菊花

菊花为菊科植物菊 *Chrysanthemum morifolium* Ramat. 的干燥头状花序。9~11月花盛开时分批采收，阴干或焙干，或熏、蒸后晒干。药材按产地和加工方法不同，分为"亳菊""滁菊""贡菊""杭菊""怀菊"。

【性味与归经】甘、苦，微寒。归肺、肝经。

【功能与主治】散风清热，平肝明目，清热解毒。用于风热感冒，头痛眩晕，目赤肿痛，眼目昏花，疮痈肿毒。

【用法与用量】5~10g。

【贮藏】置阴凉干燥处，密闭保存，防霉，防蛀

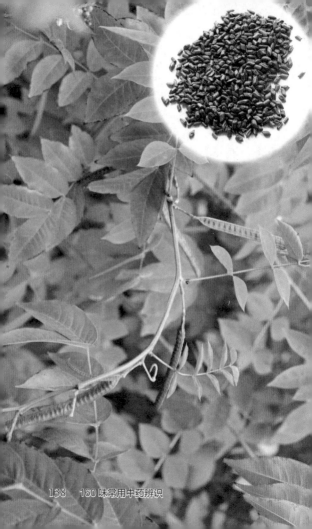

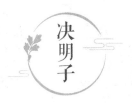

决明子

决明子为豆科植物钝叶决明 *Cassia obtusifolia* L. 或决明（小决明）*Cassia tora* L. 的干燥成熟种子。秋季采收成熟果实，晒干，打下种子，除去杂质。

【性味与归经】甘、苦、咸，微寒。归肝、大肠经。

【功能与主治】清热明目，润肠通便。用于目赤涩痛，羞明多泪，头痛眩晕，目暗不明，大便秘结。

【用法与用量】9~15g。

【贮藏】置干燥处。

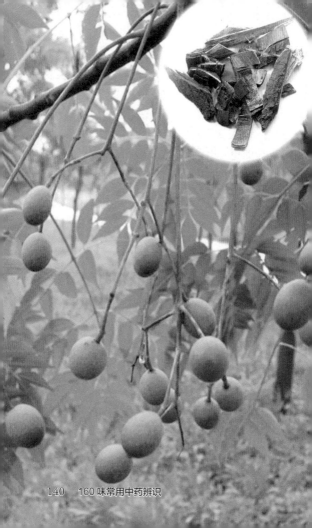

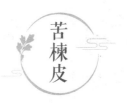

苦楝皮

苦楝皮为楝科植物川楝 *Melia toosendan* Sieb.et Zucc. 或楝 *Melia azedarach* L. 的干燥树皮和根皮。春、秋二季剥取,晒干,或除去粗皮,晒干。

【性味与归经】苦,寒;有毒。归肝、脾、胃经。

【功能与主治】杀虫,疗癣。用于蛔虫病,蛲虫病,虫积腹痛;外治疥癣瘙痒。

【用法与用量】3~6g。外用适量,研末,用猪脂调敷患处。

【注意】孕妇及肝肾功能不全者慎用。

【贮藏】置通风干燥处,防潮

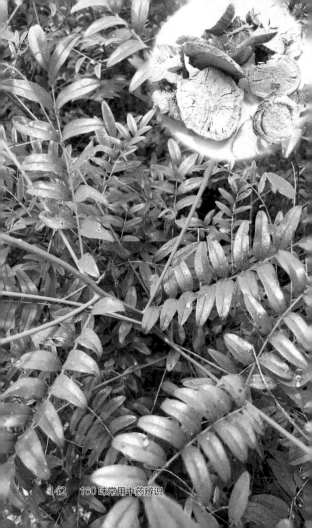

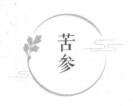

苦参

苦参为豆科植物苦参 *Sophora flavescens* Ait. 的干燥根。春、秋二季采挖，除去根头和小支根，洗净，干燥，或趁鲜切片，干燥。

【性味与归经】苦，寒。归心、肝、胃、大肠、膀胱经。

【功能与主治】清热燥湿，杀虫，利尿。用于热痢，便血，黄疸尿闭，赤白带下，阴肿阴痒，湿疹，湿疮，皮肤瘙痒，疥癣麻风；外治滴虫性阴道炎。

【用法与用量】4.5~9g。外用适量，煎汤洗患处。

【注意】不宜与藜芦同用。

【贮藏】置干燥处。

143

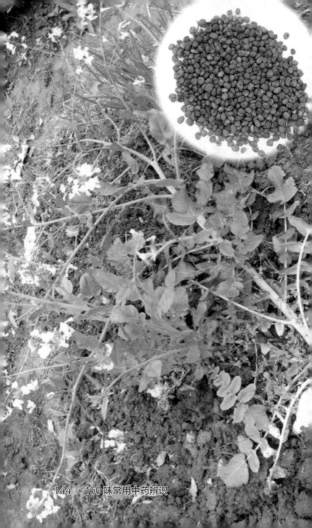

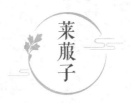

莱菔子

莱菔子为十字花科植物萝卜 *Raphanus sativus* L. 的干燥成熟种子。夏季果实成熟时采割植株，晒干，搓出种子，除去杂质，再晒干。

【性味与归经】辛、甘，平。归肺、脾、胃经。

【功能与主治】消食除胀，降气化痰。用于饮食停滞，脘腹胀痛，大便秘结，积滞泻痢，痰壅喘咳。

【用法与用量】5~12g。

【贮藏】置通风干燥处，防蛀。

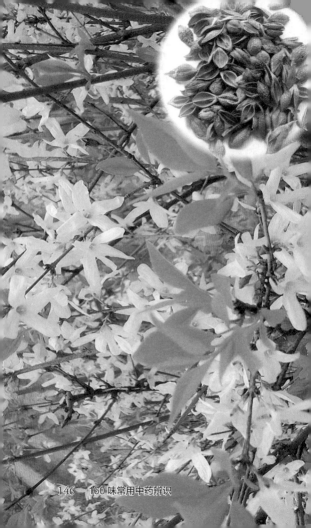

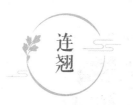

连翘

连翘为木犀科植物连翘 *Forsythia suspensa* (Thunb.) Vahl 的干燥果实。秋季果实初熟尚带绿色时采收，除去杂质，蒸熟，晒干，习称"青翘"；果实熟透时采收，晒干，除去杂质，习称"老翘"。

【性味与归经】 苦，微寒。归肺、心、小肠经。

【功能与主治】 清热解毒，消肿散结，疏散风热。用于痈疽，瘰疬，乳痈，丹毒，风热感冒，温病初起，温热入营，高热烦渴，神昏发斑，热淋涩痛。

【用法与用量】 6~15g。

【贮藏】 置干燥处。

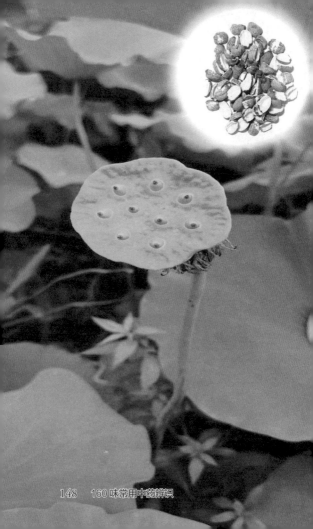

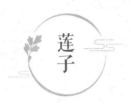

莲子

莲子为睡莲科植物莲 *Nelumbo nucifera* Gaertn. 的干燥成熟种子。秋季果实成熟时采割莲房，取出果实，除去果皮，干燥，或除去莲子心后干燥。

【性味与归经】 甘、涩，平。归脾、肾、心经。

【功能与主治】 补脾止泻，止带，益肾涩精，养心安神。用于脾虚泄泻，带下，遗精，心悸失眠。

【用法与用量】 6~15g。

【贮藏】 置干燥处，防蛀。

L

149

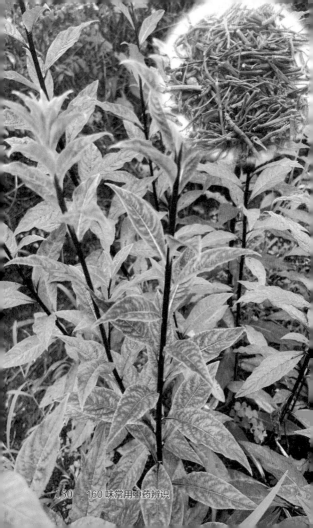

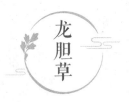

龙胆草

龙胆草为龙胆科植物条叶龙胆 *Gentiana manshurica* Kitag.、龙胆 *Gentiana scabra* Bge.、三花龙胆 *Gentiana triflora* Pall. 或坚龙胆 *Gentiana rigescens* Franch. 的干燥根和根茎。前三种习称"龙胆",后一种习称"坚龙胆"。春、秋二季采挖,洗净,干燥。

【性味与归经】苦,寒。归肝、胆经。

【功能与主治】清热燥湿,泻肝胆火。用于湿热黄疸,阴肿阴痒,带下,湿疹瘙痒,肝火目赤,耳鸣耳聋,胁痛口苦,强中,惊风抽搐。

【用法与用量】3~6g。

【贮藏】置干燥处。

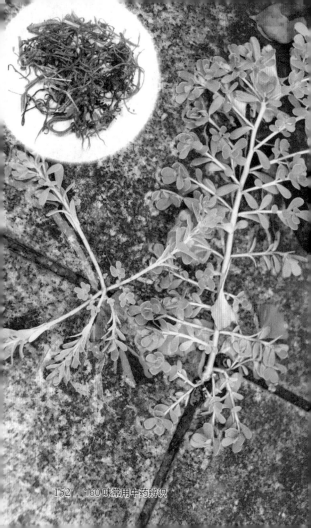

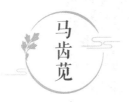

马齿苋

马齿苋为马齿苋科植物马齿苋 *Portulaca oleracea* L. 的干燥地上部分。夏、秋二季采收，除去残根和杂质，洗净，略蒸或烫后晒干。

【性味与归经】酸，寒。归肝、大肠经。

【功能与主治】清热解毒，凉血止血，止痢。用于热毒血痢，痈肿疔疮，湿疹，丹毒，蛇虫咬伤，便血，痔血，崩漏下血。

【用法与用量】9~15g。外用适量捣敷患处。

【贮藏】置通风干燥处，防潮。

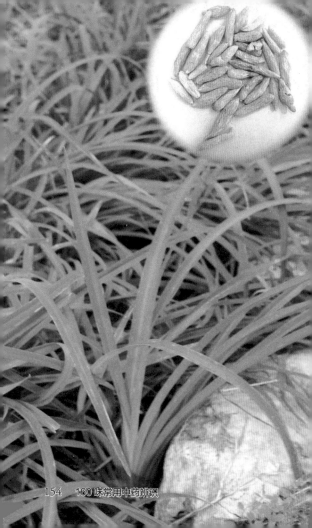

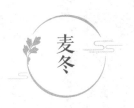

麦冬

麦冬为百合科植物麦冬*Ophiopogon japonicus* (L.f) Ker-Gawl. 的干燥块根。夏季采挖，洗净，反复暴晒、堆置，至七八成干，除去须根，干燥。

【性味与归经】甘、微苦，微寒。归心、肺、胃经。

【功能与主治】养阴生津，润肺清心。用于肺燥干咳，阴虚痨嗽，喉痹咽痛，津伤口渴，内热消渴，心烦失眠，肠燥便秘。

【用法与用量】6~12g。

【贮藏】置阴凉干燥处，防潮。

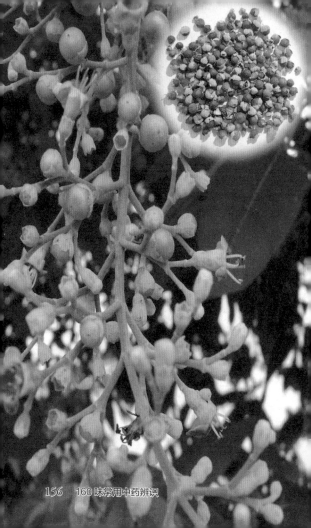

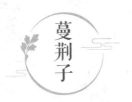

蔓荆子

蔓荆子为马鞭草科植物单叶蔓荆 *Vitex trifolia* L. var. *simplicifolia* Cham. 或蔓荆 *Vitex trifolia* L. 的干燥成熟果实。秋季果实成熟时采收，除去杂质，晒干。

【性味与归经】辛、苦，微寒。归膀胱、肝、胃经。

【功能与主治】疏散风热，清利头目。用于风热感冒头痛，齿龈肿痛，目赤多泪，目暗不明，头晕目眩。

【用法与用量】5~10g。

【贮藏】置阴凉干燥处。

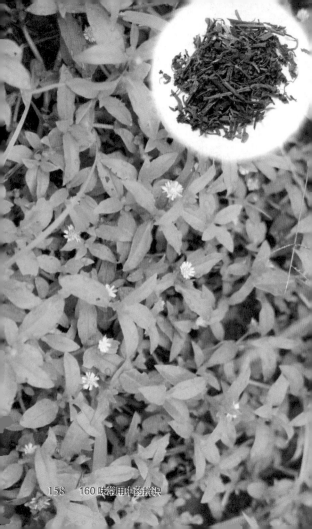

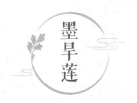

墨旱莲

墨旱莲为菊科植物鳢肠 *Eclipta prostrata* L. 的干燥地上部分。花开时采割,晒干。

【性味与归经】甘、酸,寒。归肾、肝经。

【功能与主治】滋补肝肾,凉血止血。用于肝肾阴虚,牙齿松动,须发早白,眩晕耳鸣,腰膝酸软,阴虚血热吐血、衄血、尿血,血痢,崩漏下血,外伤出血。

【用法与用量】6~12g。

【贮藏】置通风干燥处。

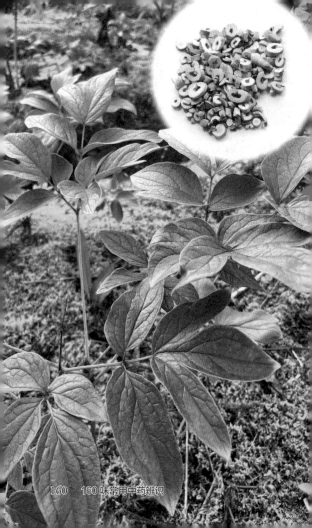

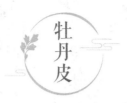

牡丹皮

牡丹皮为毛茛科植物牡丹 *Paeonia suffruticosa* Andr. 的干燥根皮。秋季采挖根部，除去细根和泥沙，剥取根皮，晒干；或刮去粗皮，除去木心，晒干。前者习称"连丹皮"，后者习称"刮丹皮"。

【性味与归经】 苦、辛，微寒。归心、肝、肾经。

【功能与主治】 清热凉血，活血化瘀。用于热入营血，温毒发斑，吐血衄血，夜热早凉，无汗骨蒸，经闭痛经，跌仆伤痛，痈肿疮毒。

【用法与用量】 6~12g。

【注意】 孕妇慎用。

【贮藏】 置阴凉干燥处。

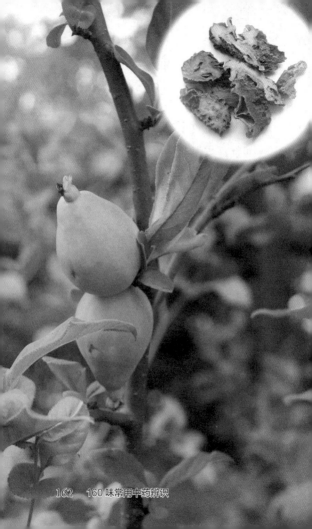

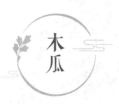

木瓜

木瓜为蔷薇科植物贴梗海棠 *Chaenomeles speciosa* (Sweet) Nakai 的干燥近成熟果实。夏、秋二季果实绿黄时采收，置沸水中烫至外皮灰白色，对半纵剖，晒干。

【性味与归经】酸，温。归肝、脾经。

【功能与主治】舒筋活络，和胃化湿。用于湿痹拘挛，腰膝关节酸重疼痛，暑湿吐泻，转筋挛痛，脚气水肿。

【用法与用量】6~9g。

【贮藏】置阴凉干燥处，防潮，防蛀。

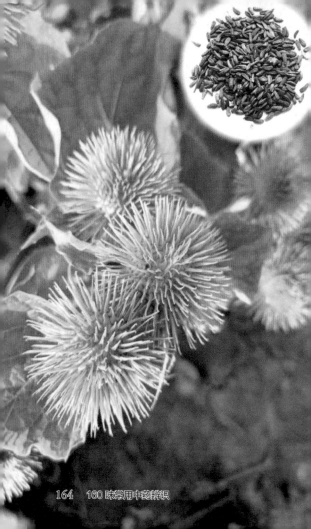

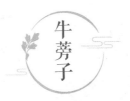

牛蒡子

牛蒡子为菊科植物牛蒡 *Arctium lappa* L. 的干燥成熟果实。秋季果实成熟时采收果序，晒干，打下果实，除去杂质，再晒干。

【性味与归经】辛、苦，寒。归肺、胃经。

【功能与主治】疏散风热，宣肺透疹，解毒利咽。用于风热感冒，咳嗽痰多，麻疹，风疹，咽喉肿痛，痄腮，丹毒，痈肿疮毒。

【用法与用量】6~12g。

【贮藏】置通风干燥处。

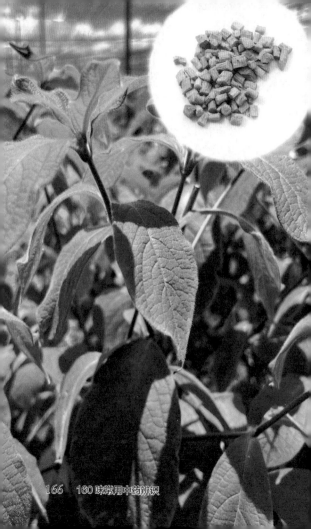

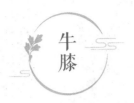

牛膝

牛膝为苋科植物牛膝 *Achyranthes bidentata* Bl. 的干燥根。冬季茎叶枯萎时采挖，除去须根和泥沙，捆成小把，晒至干皱后，将顶端切齐，晒干。

【性味与归经】苦、甘、酸，平。归肝、肾经。

【功能与主治】逐瘀通经，补肝肾，强筋骨，利尿通淋，引血下行。用于经闭，痛经，腰膝酸痛，筋骨无力，淋证，水肿，头痛，眩晕，牙痛，口疮，吐血，衄血。

【用法与用量】5~12g。

【注意】孕妇慎用。

【贮藏】置阴凉干燥处，防潮。

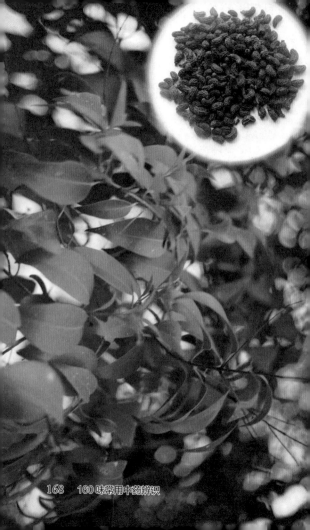

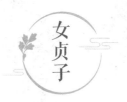

女贞子

女贞子为木犀科植物女贞 *Ligustrum lucidum* Ait. 的干燥成熟果实。冬季果实成熟时采收，除去枝叶，稍蒸或置沸水中略烫后，干燥；或直接干燥。

【性味与归经】甘、苦，凉。归肝、肾经。

【功能与主治】滋补肝肾，明目乌发。用于肝肾阴虚，眩晕耳鸣，腰膝酸软，须发早白，目暗不明，内热消渴，骨蒸潮热。

【用法与用量】6~12g。

【贮藏】置干燥处。

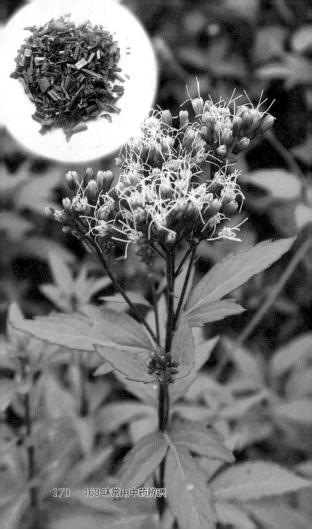

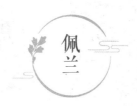

佩兰为菊科植物佩兰 *Eupatorium fortunei* Turcz. 的干燥地上部分。夏、秋二季分两次采割，除去杂质，晒干。

【性味与归经】辛，平。归脾、胃、肺经。

【功能与主治】芳香化湿，醒脾开胃，发表解暑。用于湿浊中阻，脘痞呕恶，口中甜腻，口臭，多涎，暑湿表证，湿温初起，发热倦怠，胸闷不舒。

【用法与用量】3~10g。

【贮藏】置阴凉干燥处。

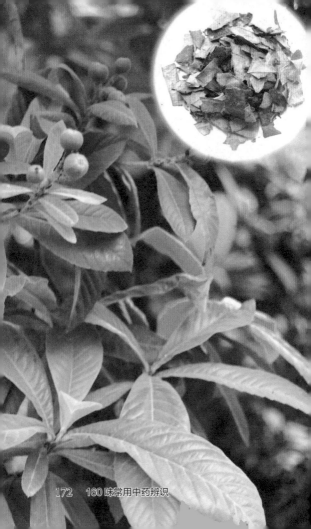

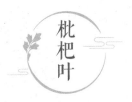

枇杷叶

枇杷叶为蔷薇科植物枇杷 *Eriobotrya japonica* (Thunb.) Lindl. 的干燥叶。全年均可采收，晒至七八成干时，扎成小把，再晒干。

【性味与归经】苦，微寒。归肺、胃经。

【功能与主治】清肺止咳，降逆止呕。用于肺热咳嗽，气逆喘急，胃热呕逆，烦热口渴。

【用法与用量】6~10g。

【贮藏】置干燥处。

P

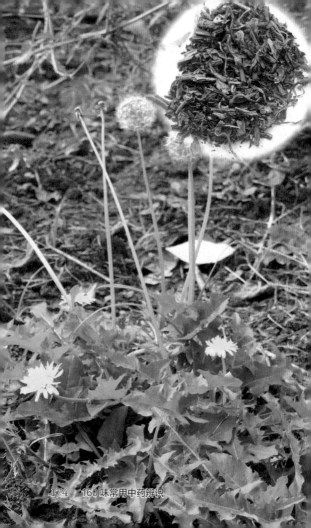

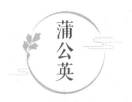

蒲公英

蒲公英为菊科植物蒲公英 *Taraxacum mongolicum* Hand.-Mazz.、碱地蒲公英 *Taraxacum borealisinense* Kitam. 或同属数种植物的干燥全草。春至秋季花初开时采挖，除去杂质，洗净，晒干。

【性味与归经】苦、甘，寒。归肝、胃经。

【功能与主治】清热解毒，消肿散结，利尿通淋。用于疔疮肿毒，乳痈，瘰疬，目赤，咽痛，肺痈，肠痈，湿热黄疸，热淋涩痛。

【用法与用量】10~15g。

【贮藏】置通风干燥处，防潮，防蛀。

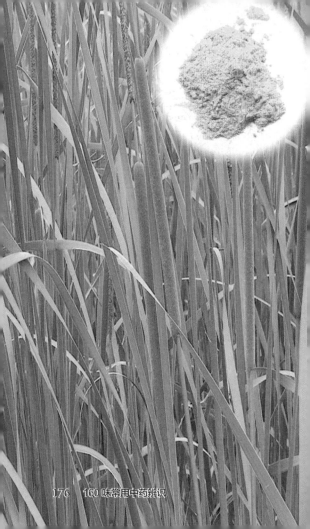

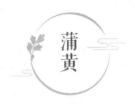

蒲黄

蒲黄为香蒲科植物水烛香蒲 *Typha angustifolia* L.、东方香蒲 *Typha orientalis* Presl 或同属植物的干燥花粉。夏季采收蒲棒上部的黄色雄花序，晒干后碾轧，筛取花粉。

【性味与归经】甘，平。归肝、心包经。

【功能与主治】止血，化瘀，通淋。用于吐血，衄血，咯血，崩漏，外伤出血，经闭痛经，胸腹刺痛，跌仆肿痛，血淋涩痛。

【用法与用量】5~10g，包煎。外用适量，敷患处。

【注意】孕妇慎用。

【贮藏】置通风干燥处，防潮，防蛀。

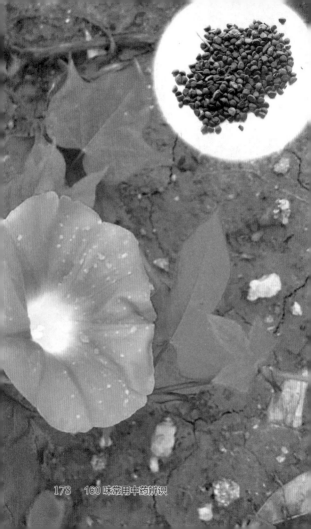

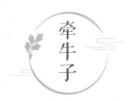

牵牛子

牵牛子为旋花科植物裂叶牵牛 *Pharbitis nil* (L.) Choisy 或圆叶牵牛 *Pharbitis purpurea* (L.) Voigt 的干燥成熟种子。秋末果实成熟、果壳未开裂时采割植株，晒干，打下种子，除去杂质。

【性味与归经】苦，寒；有毒。归肺、肾、大肠经。

【功能与主治】泻水通便，消痰涤饮，杀虫攻积。用于水肿胀满，二便不通，痰饮积聚，气逆喘咳，虫积腹痛。

【用法与用量】3~6g。入丸散服，每次 1.5~3g。

【注意】孕妇禁用；不宜与巴豆、巴豆霜同用。

【贮藏】置干燥处。

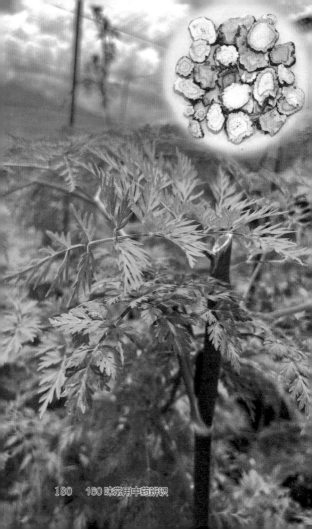

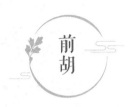

前胡

前胡为伞形科植物白花前胡 *Peucedanum praeruptorum* Dunn 的干燥根。冬季至次春茎叶枯萎或未抽花茎时采挖,除去须根,洗净,晒干或低温干燥。

【性味与归经】苦、辛,微寒。归肺经。

【功能与主治】降气化痰,散风清热。用于痰热喘满,咯痰黄稠,风热咳嗽痰多。

【用法与用量】3~10g。

【贮藏】置阴凉干燥处,防霉,防蛀。

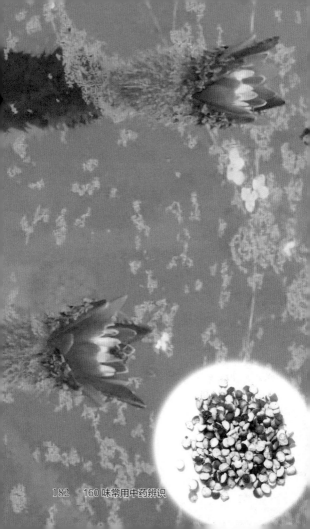

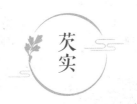

芡实

芡实为睡莲科植物芡 *Euryale ferox* Salisb. 的干燥成熟种仁。秋末冬初采收成熟果实，除去果皮，取出种子，洗净，再除去硬壳（外种皮），晒干。

【性味与归经】甘、涩，平。归脾、肾经。

【功能与主治】益肾固精，补脾止泻，除湿止带。用于遗精滑精，遗尿尿频，脾虚久泻，白浊，带下。

【用法与用量】9~15g。

【贮藏】置通风干燥处，防蛀。

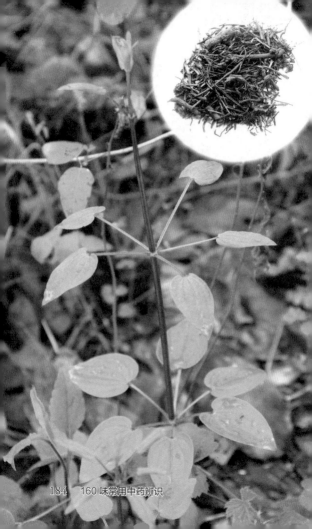

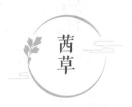

茜草

茜草为茜草科植物茜草 *Rubia cordifolia* L. 的干燥根和根茎。春、秋二季采挖，除去泥沙，干燥。

【性味与归经】苦，寒。归肝经。

【功能与主治】凉血，祛瘀，止血，通经。用于吐血，衄血，崩漏，外伤出血，瘀阻经闭，关节痹痛，跌仆肿痛。

【用法与用量】6~10g。

【贮藏】置干燥处。

Q

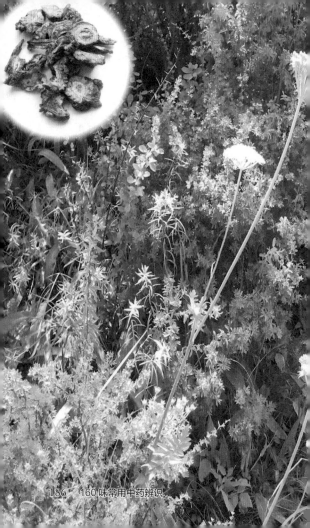

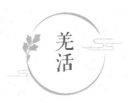

羌活

羌活为伞形科植物羌活 *Notopterygium incisum* Ting ex H.T.Chang 或宽叶羌活 *Notopterygium franchetii* H.de Boiss. 的干燥根茎和根。春、秋二季采挖，除去须根及泥沙，晒干。

【性味与归经】辛、苦，温。归膀胱、肾经。

【功能与主治】解表散寒，祛风除湿，止痛。用于风寒感冒，头痛项强，风湿痹痛，肩背酸痛。

【用法与用量】3~10g。

【贮藏】置阴凉干燥处，防蛀。

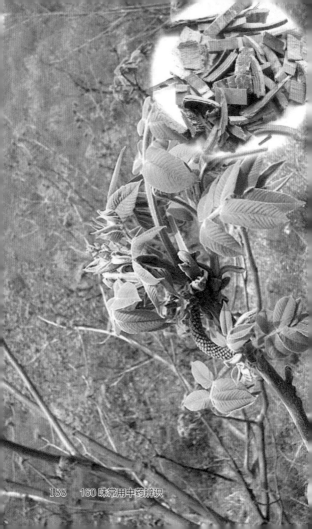

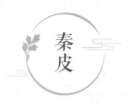

秦皮

秦皮为木犀科植物苦枥白蜡树 *Fraxinus rhynchophylla* Hance、白蜡树 *Fraxinus chinensis* Roxb.、尖叶白蜡树 *Fraxinus szaboana* Lingelsh. 或宿柱白蜡树 *Fraxinus stylosa* Lingelsh. 的干燥枝皮或干皮。春、秋二季剥取，晒干。

【性味与归经】苦、涩，寒。归肝、胆、大肠经。

【功能与主治】清热燥湿，收涩止痢，止带，明目。用于湿热泻痢，赤白带下，目赤肿痛，目生翳膜。

【用法与用量】6~12g。外用适量，煎洗患处。

【贮藏】置通风干燥处。

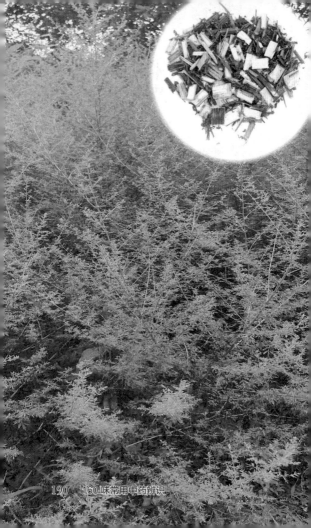

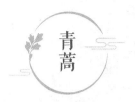

青蒿

青蒿为菊科植物黄花蒿 *Artemisia annua* L. 的干燥地上部分。秋季花盛开时采割，除去老茎，阴干。

【性味与归经】苦、辛，寒。归肝、胆经。

【功能与主治】清虚热，除骨蒸，解暑热，截疟，退黄。用于温邪伤阴，夜热早凉，阴虚发热，骨蒸劳热，暑邪发热，疟疾寒热，湿热黄疸。

【用法与用量】6~12g，后下。

【贮藏】置阴凉干燥处。

Q

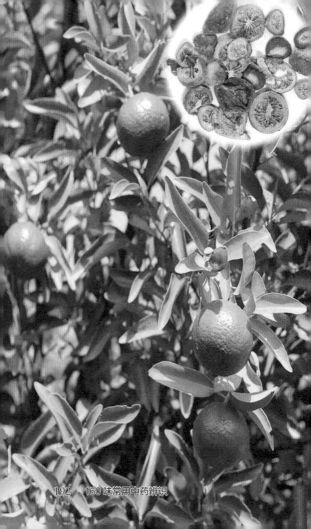

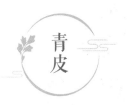

青皮

青皮为芸香科植物橘 *Citrus reticulata* Blanco 及其栽培变种的干燥幼果或未成熟果实的果皮。5~6 月收集自落的幼果，晒干，习称"个青皮"；7~8 月采收未成熟的果实，在果皮上纵剖成四瓣至基部，除尽瓤瓣，晒干，习称"四花青皮"。

【性味与归经】苦、辛，温。归肝、胆、胃经。

【功能与主治】疏肝破气，消积化滞。用于胸胁胀痛，疝气疼痛，乳癖，乳痈，食积气滞，脘腹胀痛。

【用法与用量】3~10g。

【贮藏】置阴凉干燥处。

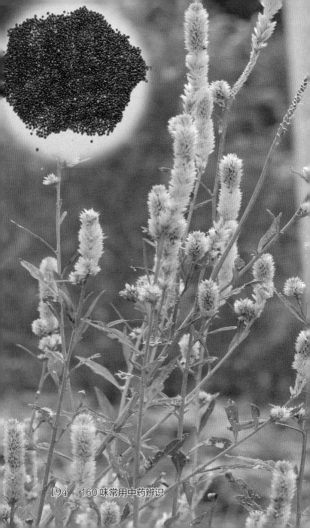

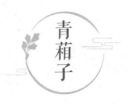

青葙子

青葙子为苋科植物青葙 *Celosia argentea* L. 的干燥成熟种子。秋季果实成熟时采割植株或摘取果穗，晒干，收集种子，除去杂质。

【性味与归经】苦，微寒。归肝经。

【功能与主治】清肝泻火，明目退翳。用于肝热目赤，目生翳膜，视物昏花，肝火眩晕。

Q

【用法与用量】9~15g。

【注意】本品有扩散瞳孔作用，青光眼患者禁用。

【贮藏】置干燥处。

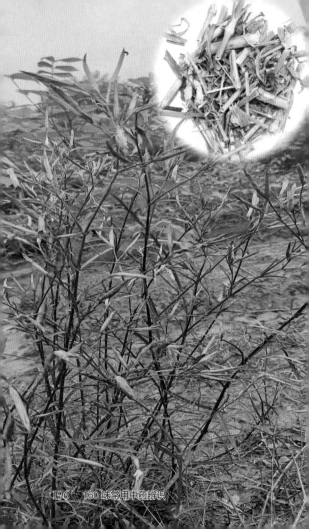

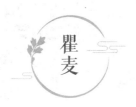

瞿麦

瞿麦为石竹科植物瞿麦 *Dianthus superbus* L. 或石竹 *Dianthus chinensis* L. 的干燥地上部分。夏、秋二季花果期采割，除去杂质，干燥。

【性味与归经】苦，寒。归心、小肠经。

【功能与主治】利尿通淋，活血通经。用于热淋，血淋，石淋，小便不通，淋沥涩痛，经闭瘀阻。

【用法与用量】9~15g。

【注意】孕妇慎用。

【贮藏】置通风干燥处。

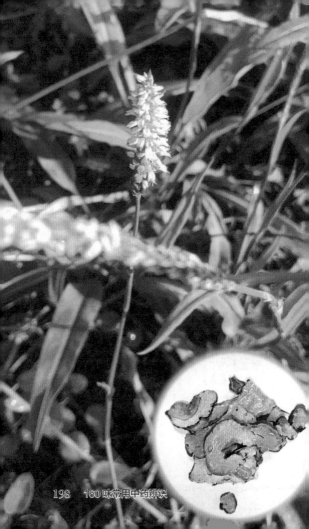

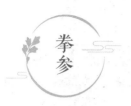

拳参

拳参为蓼科植物拳参 *Polygonum bistorta* L. 的干燥根茎。春初发芽时或秋季茎叶将枯萎时采挖，除去泥沙，晒干，去须根。

【性味与归经】苦、涩，微寒。归肺、肝、大肠经。

【功能与主治】清热解毒，消肿，止血。用于赤痢热泻，肺热咳嗽，痈肿瘰疬，口舌生疮，血热吐衄，痔疮出血，蛇虫咬伤。

【用法与用量】5~10g。外用适量。

【贮藏】置干燥处。

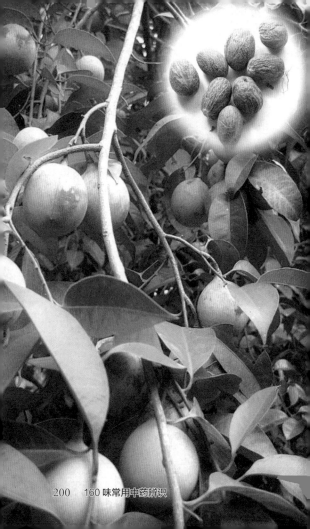

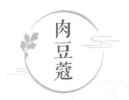

肉豆蔻为肉豆蔻科植物肉豆蔻 *Myristica fragrans* Houtt. 的干燥种仁。

【性味与归经】辛，温。归脾、胃、大肠经。

【功能与主治】温中行气，涩肠止泻。用于脾胃虚寒，久泻不止，脘腹胀痛，食少呕吐。

【用法与用量】3~10g。

【贮藏】置阴凉干燥处，防蛀。

R

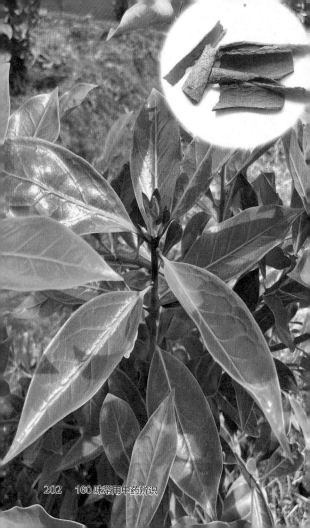

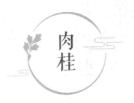

肉桂

肉桂为樟科植物肉桂 *Cinnamomum cassia* Presl 的干燥树皮。多于秋季剥取，阴干。

【性味与归经】辛、甘，大热。归肾、脾、心、肝经。

【功能与主治】补火助阳，引火归原，散寒止痛，温通经脉。用于阳痿宫冷，腰膝冷痛，肾虚作喘，虚阳上浮，眩晕目赤，心腹冷痛，虚寒吐泻，寒疝腹痛，痛经经闭。

【用法与用量】1~5g。

【注意】有出血倾向者及孕妇慎用；不宜与赤石脂同用。

【贮藏】置阴凉干燥处。

R

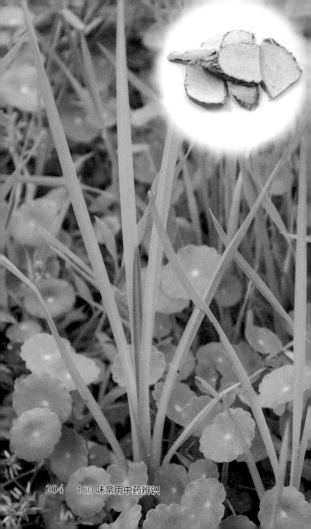

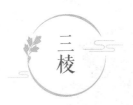

三棱

三棱为黑三棱科植物黑三棱 *Sparganium stoloniferum* Buch.-Ham. 的干燥块茎。冬至至次年春采挖，洗净，削去外皮，晒干。

【性味与归经】辛、苦，平。归肝、脾经。

【功能与主治】破血行气，消积止痛。用于癥瘕痞块，痛经，瘀血经闭，胸痹心痛，食积胀痛。

【用法与用量】5~10g。

【注意】孕妇禁用；不宜与芒硝、玄明粉同用。

【贮藏】置通风干燥处，防蛀。

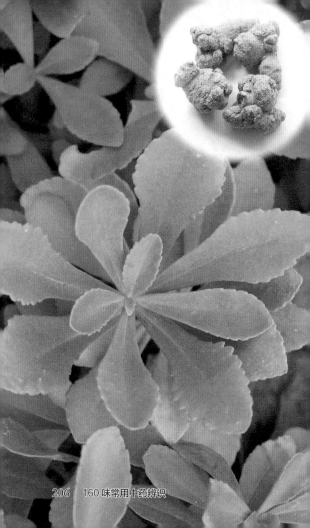

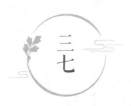

三七

三七为五加科植物三七 *Panax notoginseng* (Burk.) F. H. Chen 的干燥根和根茎。秋季花开前采挖，洗净，分开主根、支根及根茎，干燥。支根习称"筋条"，根茎习称"剪口"。

【性味与归经】甘、微苦，温。归肝、胃经。

【功能与主治】散瘀止血，消肿定痛。用于咯血，吐血，衄血，便血，崩漏，外伤出血，胸腹刺痛，跌仆肿痛。

【用法与用量】3~9g；研粉吞服，一次 1~3g。外用适量。

【注意】孕妇慎用。

【贮藏】置阴凉干燥处，防蛀。

S

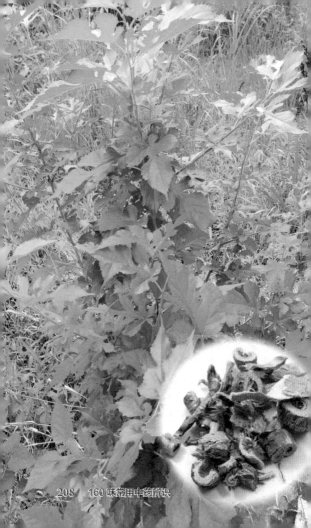

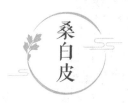

桑白皮

桑白皮为桑科植物桑 *Morus alba* L. 的干燥根皮。秋末叶落时至次春发芽前采挖根部，刮去黄棕色粗皮，纵向剖开，剥取根皮，晒干。

【性味与归经】甘，寒。归肺经。

【功能与主治】泻肺平喘，利水消肿。用于肺热喘咳，水肿胀满尿少，面目肌肤浮肿。

【用法与用量】6~12g。

【贮藏】置通风干燥处，防潮，防蛀。

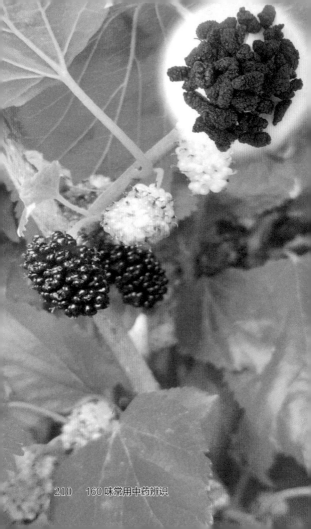

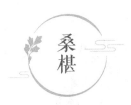

桑椹

桑椹为桑科植物桑 *Morus alba* L. 的干燥果穗。4~6 月果实变红时采收，晒干，或略蒸后晒干。

【性味与归经】甘、酸，寒。归心、肝、肾经。

【功能与主治】滋阴补血，生津润燥。用于肝肾阴虚，眩晕耳鸣，心悸失眠，须发早白，津伤口渴，内热消渴，肠燥便秘。

【用法与用量】9~15g。

【贮藏】置通风干燥处，防蛀。

S

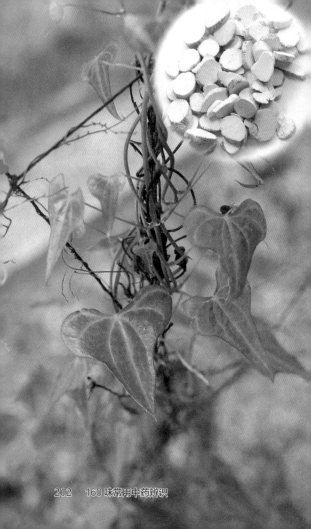

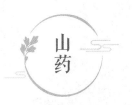

山药

　　山药为薯蓣科植物薯蓣 *Dioscorea opposita* Thunb. 的干燥根茎。冬季茎叶枯萎后采挖，切去根头，洗净，除去外皮和须根，干燥，或趁鲜切厚片，干燥；也有选择肥大顺直的干燥山药，置清水中，浸至无干心，闷透，切齐两端，用木板搓成圆柱状，晒干，打光，习称"光山药"。

　　【性味与归经】甘，平。归脾、肺、肾经。

　　【功能与主治】补脾养胃，生津益肺，补肾涩精。用于脾虚食少，久泻不止，肺虚喘咳，肾虚遗精，带下，尿频，虚热消渴。麸炒山药补脾健胃。用于脾虚食少，泄泻便溏，白带过多。

　　【用法与用量】15~30g。

　　【贮藏】置通风干燥处，防蛀。

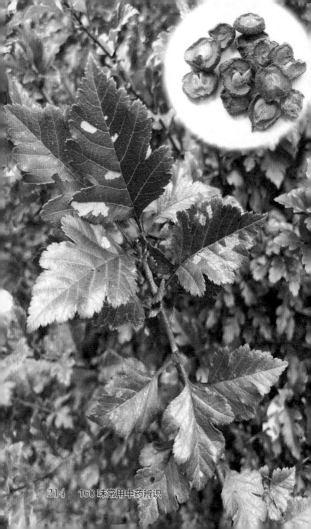

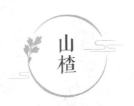

山楂

山楂为蔷薇科植物山里红 *Crataegus pinnatifida* Bge.var.*major* N.E.Br. 或 山 楂 *Crataegus pinnatifida* Bge.的干燥成熟果实。秋季果实成熟时采收，切片，干燥。

【性味与归经】酸、甘，微温。归脾、胃、肝经。

【功能与主治】消食健胃，行气散瘀，化浊降脂。用于肉食积滞，胃脘胀满，泻痢腹痛，瘀血经闭，产后瘀阻，心腹刺痛，胸痹心痛，疝气疼痛，高脂血症。焦山楂消食导滞作用增强。用于肉食积滞，泻痢不爽。

【用法与用量】9~12g。

【贮藏】置通风干燥处，防蛀。

S

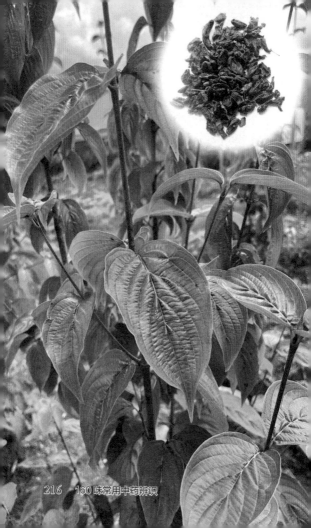

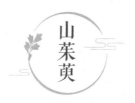

山茱萸

山茱萸为山茱萸科植物山茱萸 *Cornus officinalis* Sieb.et Zucc. 的干燥成熟果肉。秋末冬初果皮变红时采收果实，用文火烘或置沸水中略烫后，及时除去果核，干燥。

【性味与归经】酸、涩，微温。归肝、肾经。

【功能与主治】补益肝肾，收涩固脱。用于眩晕耳鸣，腰膝酸痛，阳痿遗精，遗尿尿频，崩漏带下，大汗虚脱，内热消渴。

【用法与用量】6~12g。

【贮藏】置干燥处，防蛀。

S

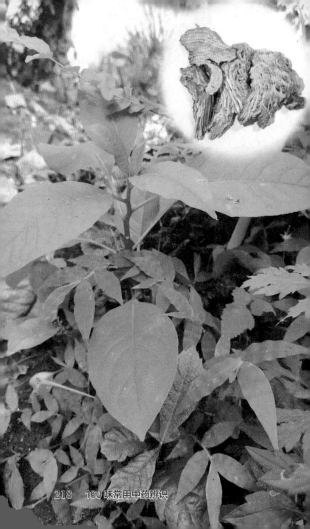

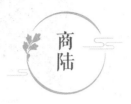

商陆

商陆为商陆科植物商陆 *Phytolacca acinosa* Roxb. 或垂序商陆 *Phytolacc-a americana* L. 的干燥根。秋季至次春采挖,出去须根和泥沙,切成块或根,晒干或阴干。

【性味与归经】苦,寒;有毒。归肺、脾、肾、大肠经。

【功能与主治】逐水消肿,通利二便;外用解毒散结。用于水肿胀满,二便不通;外治痈肿疮毒。

【用法与用量】3~9g。外用适量,煎汤熏洗。

【注意】孕妇禁用。

【贮藏】置干燥处,防霉,防蛀。

S

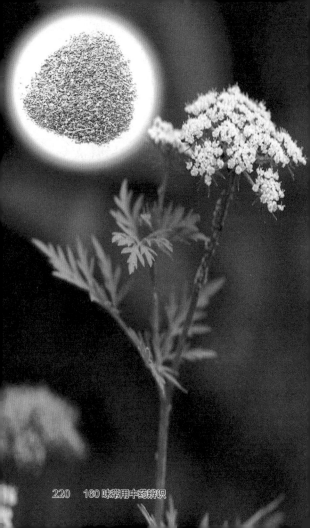

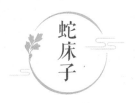

蛇床子

蛇床子为伞形科植物蛇床 *Cnidium monnieri* (L.) Cuss. 的干燥成熟果实。夏、秋二季果实成熟时采收，除去杂质，晒干。

【性味与归经】辛、苦，温；有小毒。归肾经。

【功能与主治】燥湿祛风，杀虫止痒，温肾壮阳。用于阴痒带下，湿疹瘙痒，湿痹腰痛，肾虚阳痿，宫冷不孕。

【用法与用量】3~10g。外用适量，多煎汤熏洗，或研末调敷。

【贮藏】置干燥处。

S

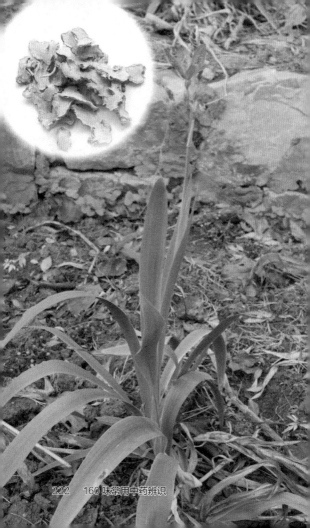

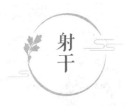

射干

射干为鸢尾科植物射干 *Belamcanda chinensis* (L.) DC. 的干燥根茎。春初刚发芽或秋末茎叶枯萎时采挖，除去须根和泥沙，干燥。

【性味与归经】苦，寒。归肺经。

【功能与主治】清热解毒，消痰，利咽。用于热毒痰火郁结，咽喉肿痛，痰涎壅盛，咳嗽气喘。

【用法与用量】3~10g。

【贮藏】置干燥处。

S

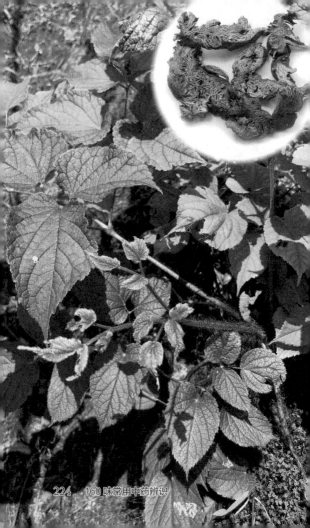

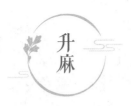

升麻

升麻为毛茛科植物大三叶升麻 *Cimicifuga heracleifolia* Kom.、兴安升麻 *Cimicifuga dahurica* (Turcz.) Maxim. 或升麻 *Cimicifuga foetida* L. 的干燥根茎。秋季采挖，除去泥沙，晒至须根干时，燎去或除去须根，晒干。

【性味与归经】辛、微甘，微寒。归肺、脾、胃、大肠经。

【功能与主治】发表透疹，清热解毒，升举阳气。用于风热头痛，齿痛，口疮，咽喉肿痛，麻疹不透，阳毒发斑，脱肛，子宫脱垂。

【用法与用量】3~10g。

【贮藏】置通风干燥处。

S

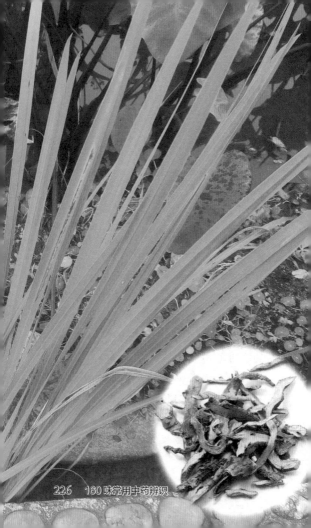

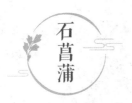

石菖蒲

石菖蒲为天南星科植物石菖蒲 *Acorus tatarinowii* Schott 的干燥根茎。秋、冬二季采挖，除去须根和泥沙，晒干。

【性味与归经】辛、苦，温。归心、胃经。

【功能与主治】开窍豁痰，醒神益智，化湿开胃。用于神昏癫痫，健忘失眠，耳鸣耳聋，脘痞不饥，噤口下痢。

【用法与用量】3~10g。

【贮藏】置干燥处，防霉。

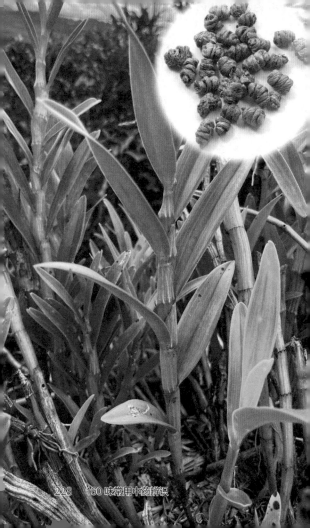

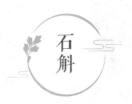

石斛

石斛为兰科植物金钗石斛 *Dendrobium nobile* Lindl.、霍山石斛 *Dendrobium huoshanense* C. Z. Tang et S. J. Cheng、鼓槌石斛 *Dendrobium chrysotoxum* Lindl. 或流苏石斛 *Dendrobium fimbriatum* Hook. 的栽培品及其同属植物近似种的新鲜或干燥茎。全年均可采收，鲜用者除去根和泥沙；干用者采收后，除去杂质，用开水略烫或烘软，再边搓边烘晒，至叶鞘搓净，干燥。

【性味与归经】甘，微寒。归胃、肾经。

【功能与主治】益胃生津，滋阴清热。用于热病津伤，口干烦渴，胃阴不足，食少干呕，病后虚热不退，阴虚火旺，骨蒸劳热，目暗不明，筋骨痿软。

【用法与用量】6~12g；鲜品 15~30g。

【贮藏】干品置通风干燥处，防潮；鲜品置阴凉潮湿处，防冻。

S

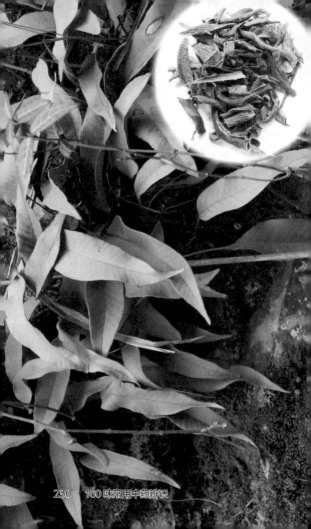

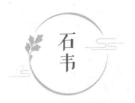

石韦

石韦为水龙骨科植物庐山石韦 *Pyrrosia sheareri* (Bak.) Ching、石韦 *Pyrrosia lingua* (Thunb.) Farwell 或有柄石韦 *Pyrrosia petiolosa* (Christ) Ching 的干燥叶。全年均可采收，除去根茎和根，晒干或阴干。

【性味与归经】甘、苦，微寒。归肺、膀胱经。

【功能与主治】利尿通淋，清肺止咳，凉血止血。用于热淋，血淋，石淋，小便不通，淋沥涩痛，肺热喘咳，吐血，衄血，尿血，崩漏。

【用法与用量】6~12g。

【贮藏】置通风干燥处。

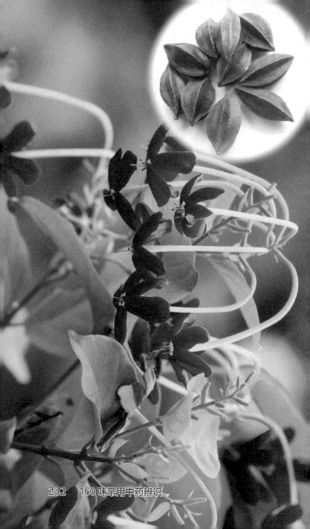

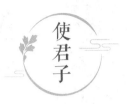

使君子

使君子为使君子科植物使君子 *Quisqualis indica* L. 的干燥成熟果实。秋季果皮变紫黑色时采收，除去杂质，干燥。

【性味与归经】甘，温。归脾、胃经。

【功能与主治】杀虫消积。用于蛔虫病，蛲虫病，虫积腹痛，小儿疳积。

【用法与用量】使君子 9~12g，捣碎入煎剂；使君子仁 6~9g，多入丸散或单用，作 1~2 次分服。小儿每岁 1~1.5 粒，炒香嚼服，1 日总量不超过 20 粒。

【注意】服药时忌饮浓茶。

【贮藏】置通风干燥处，防霉，防蛀。

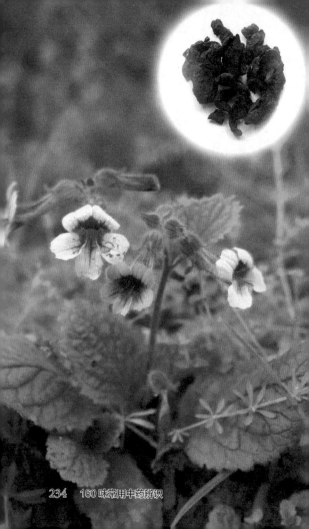

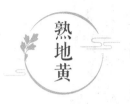

熟地黄

熟地黄为生地黄的炮制加工品。

【性味与归经】甘，微温。归肝、肾经

【功能与主治】补血滋阴，益精填髓。用于血虚萎黄，心悸怔忡，月经不调，崩漏下血，肝肾阴虚，腰膝酸软，骨蒸潮热，盗汗遗精，内热消渴，眩晕，耳鸣，须发早白。

【用法与用量】9~15g。

【贮藏】置通风干燥处。

S

235

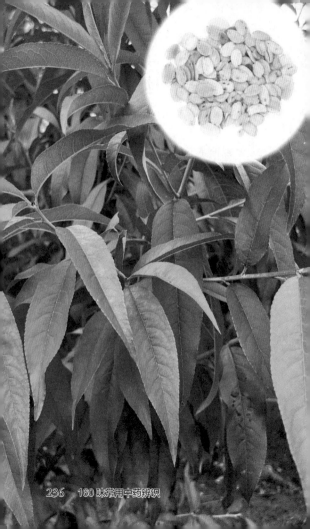

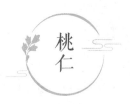

桃仁

桃仁为蔷薇科植物桃 *Prunus persica* (L.) Batsch 或 山 桃 *Prunus davidiana* (Carr.) Franch. 的干燥成熟种子。果实成熟后采收，除去果肉和核壳，取出种子，晒干。

【性味与归经】 苦、甘，平。归心、肝、大肠经。

【功能与主治】 活血祛瘀，润肠通便，止咳平喘。用于经闭痛经，癥瘕痞块，肺痈肠痈，跌仆损伤，肠燥便秘，咳嗽气喘。

【用法与用量】 5~10g。

【注意】 孕妇慎用。

【贮藏】 置阴凉干燥处，防蛀。

T

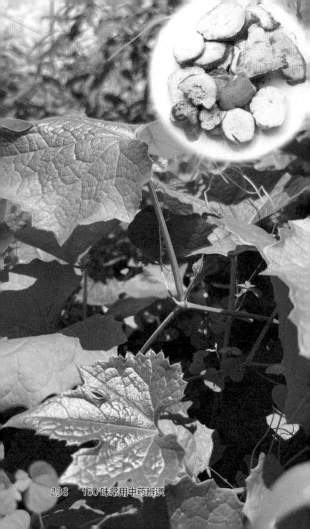

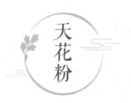

天花粉

天花粉为葫芦科植物栝楼 *Trichosanthes kirilowii* Maxim. 或双边栝楼 *Trichosanthes rosthornii* HarIlls 的干燥根。秋、冬二季采挖，洗净，除去外皮，切段或纵剖成瓣，干燥。

【性味与归经】 甘、微苦，微寒。归肺、胃经。

【功能与主治】 清热泻火，生津止渴，消肿排脓。用于热病烦渴，肺热燥咳，内热消渴，疮疡肿毒。

【用法与用量】 10~15g。

【注意】 孕妇慎用；不宜与川乌、制川乌、草乌、制草乌、附子同用。

【贮藏】 置干燥处，防蛀。

T

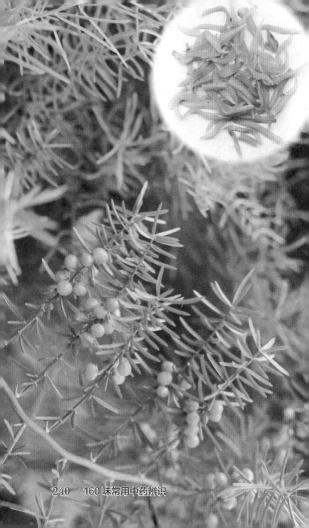

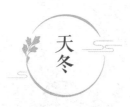

天冬

　　天冬为百合科植物天冬 *Asparagus cochinchinensis* （Lour.） Merr. 的干燥块根。秋、冬二季采挖，洗净，除去茎基和须根，置沸水中煮或蒸至透心，趁热除去外皮，洗净，干燥。

　　【性味与归经】甘、苦，寒。归肺、肾经。

　　【功能与主治】养阴润燥，清肺生津。用于肺燥干咳，顿咳痰黏，腰膝酸痛，骨蒸潮热，内热消渴，热病津伤，咽干口渴，肠燥便秘。

　　【用法与用量】6~12g。

　　【贮藏】置通风干燥处，防霉，防蛀。

T

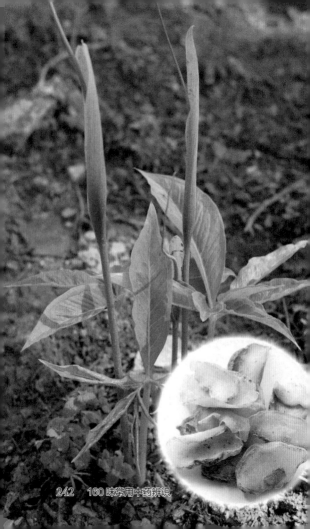

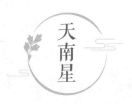

天南星

天南星为天南星科植物天南星
Arisaema erubescens (Wall.) Schott、异
叶天南星 *Arisaema heterophyllum* Bl. 或
东北天南星 *Arisaema anurense* Maxim.
的干燥块茎。秋、冬二季茎叶枯萎时采
挖，除去须根及外皮，干燥。

【**性味与归经**】 苦、辛，温；有毒。
归肺、肝、脾经。

【**功能与主治**】 散结消肿。外用治
痈肿，蛇虫咬伤。

【**用法与用量**】 外用生品适量，研
末以醋或酒调敷患处。

【**注意**】 孕妇慎用；生品内服宜慎。

【**贮藏**】 置通风干燥处，防霉、
防蛀。

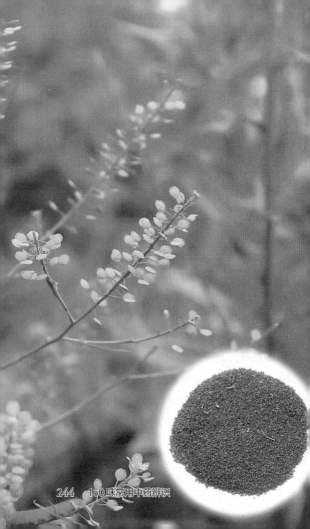

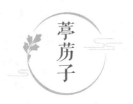

葶苈子

葶苈子为十字花科植物播娘蒿 *Descurainia sophia* (L.) Webb. ex Prantl. 或独行菜 *Lepidium apetalum* Willd. 的干燥成熟种子。前者习称"南葶苈子"，后者习称"北葶苈子"。夏季果实成熟时采割植株，晒干，搓出种子，除去杂质。

【**性味与归经**】辛、苦，大寒。归肺、膀胱经。

【**功能与主治**】泻肺平喘，行水消肿。用于痰涎壅肺，喘咳痰多，胸胁胀满，不得平卧，胸腹水肿，小便不利。

【**用法与用量**】3~10g，包煎。

【**贮藏**】置干燥处。

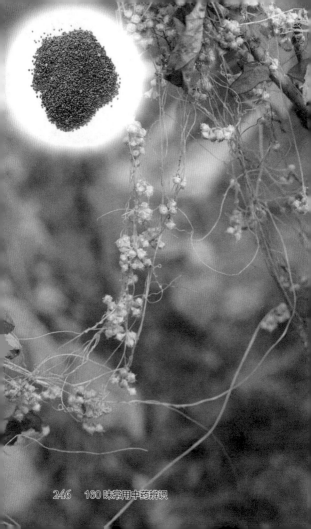

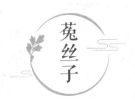

菟丝子

菟丝子为旋花科植物南方菟丝子 *Cuscuta australis* R. Br. 或菟丝子 *Cuscuta chinensis* Lam. 的干燥成熟种子。秋季果实成熟时采收植株，晒干，打下种子，除去杂质

【性味与归经】辛、甘，平。归肝、肾、脾经。

【功能与主治】补益肝肾，固精缩尿，安胎，明目，止泻；外用消风祛斑。用于肝肾不足，腰膝酸软，阳痿遗精，遗尿尿频，肾虚胎漏，胎动不安，目昏耳鸣，脾肾虚泻；外治白癜风。

【用法与用量】6~12g。外用适量。

【贮藏】置通风干燥处。

T

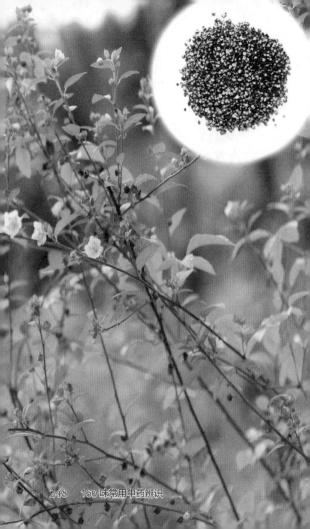

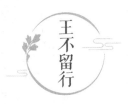

王不留行

王不留行为石竹科植物麦蓝菜 *Vaccaria segetalis* (Neck.) Garcke 的干燥成熟种子。夏季果实成熟、果皮尚未开裂时采割植株，晒干，打下种子，除去杂质，再晒干。

【性味与归经】苦，平。归肝、胃经。

【功能与主治】活血通经，下乳消肿，利尿通淋。用于经闭，痛经，乳汁不下，乳痈肿痛，淋证涩痛。

【用法与用量】5~10g。

【注意】孕妇慎用。

【贮藏】置于干燥处。

W

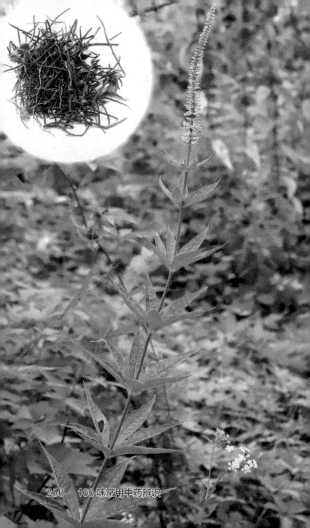

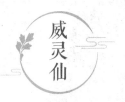

威灵仙

威灵仙为毛茛科植物威灵仙
Clematis chinensis Osbeck、棉团铁线莲
Clematis hexapetala Pall. 或东北铁线莲
Clematis manshurica Rupr. 的干燥根和
根茎。秋季采挖，除去泥沙，晒干。

【性味与归经】辛、咸，温。归膀
胱经。

【功能与主治】祛风湿，通经络。
用于风湿痹痛，肢体麻木，筋脉拘挛，
屈伸不利。

【用法与用量】6~10g。

【贮藏】置干燥处。

W

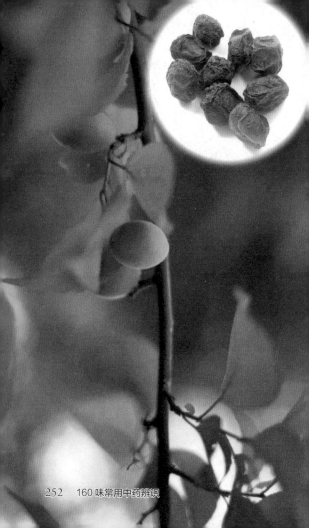

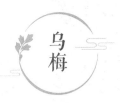

乌梅

乌梅为蔷薇科植物梅 *Prunus mume* (Sieb.) Sieb.et Zucc. 的干燥近成熟果实。夏季果实近成熟时采收，低温烘干后闷至色变黑。

【性味与归经】酸、涩，平。归肝、脾、肺、大肠经。

【功能与主治】敛肺，涩肠，生津，安蛔。用于肺虚久咳，久泻久痢，虚热消渴，蛔厥呕吐腹痛。

【用法与用量】6~12g。

【贮藏】置阴凉干燥处，防潮。

W

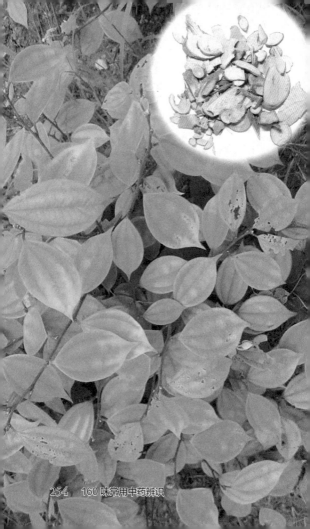

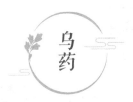

乌药

乌药为樟科植物乌药 *Lindera aggregata* (Sims) Kosterm. 的干燥块根。全年均可采挖，除去细根，洗净，趁鲜切片，晒干，或直接晒干。

【性味与归经】辛，温。归肺、脾、肾、膀胱经。

【功能与主治】行气止痛，温肾散寒。用于寒凝气滞，胸腹胀痛，气逆喘急，膀胱虚冷，遗尿尿频，疝气疼痛，经寒腹痛。

【用法与用量】6~10g。

【贮藏】置阴凉干燥处，防蛀。

W

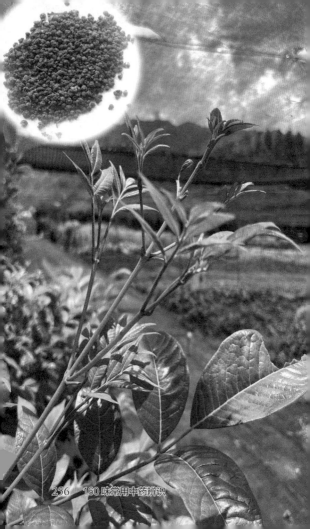

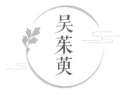

吴茱萸

吴茱萸为芸香科植物吴茱萸 *Euodia rutaecarpa* (Juss.) Benth.、石虎 *Euodia rutaecarpa* (Juss.) Benth. var. *officinalis* (Dode) Huang 或疏毛吴茱萸 *Euodia rutaecarpa* (Juss.) Benth. var. *bodinieri* (Dode) Huang 的干燥近成熟果实。8~11月果实尚未开裂时，剪下果枝，晒干或低温干燥，除去枝、叶、果梗等杂质。

【性味与归经】辛、苦，热；有小毒。归肝、脾、胃、肾经。

【功能与主治】散寒止痛，降逆止呕，助阳止泻。用于厥阴头痛，寒疝腹痛，寒湿脚气，经行腹痛，脘腹胀痛，呕吐吞酸，五更泄泻。

【用法与用量】2~5g。外用适量。

【贮藏】置阴凉干燥处。

W

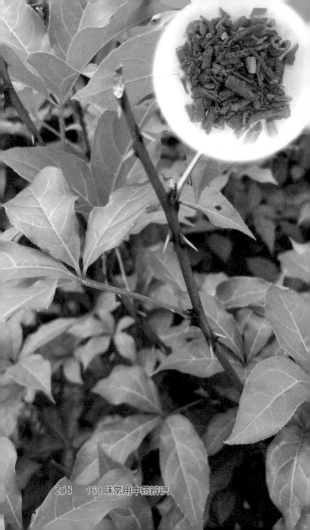

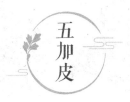

五加皮

五加皮为五加科植物细柱五加 *Acanthopanax gracilistylus* W. W. Smith 的干燥根皮。夏、秋二季采挖根部，洗净，剥取根皮，晒干。

【性味与归经】 辛、苦，温。归肝、肾经。

【功能与主治】 祛风除湿，补益肝肾，强筋壮骨，利水消肿。用于风湿痹病，筋骨痿软，小儿行迟，体虚乏力，水肿，脚气。

【用法与用量】 5~10g。

【贮藏】 置干燥处，防霉，防蛀。

W

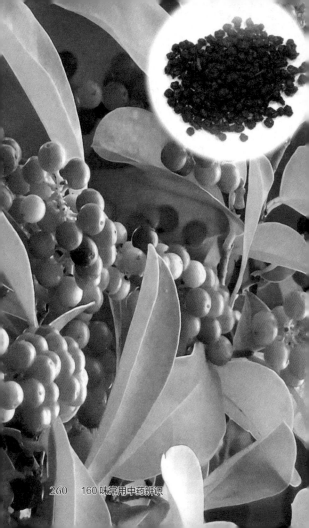

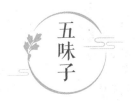

五味子

五味子为木兰科植物五味子 *Schisandra chinensis* (Turcz.) Baill. 的干燥成熟果实。习称"北五味子"。秋季果实成熟时采摘，晒干或蒸后晒干，除去果梗和杂质。

【性味与归经】酸、甘，温。归肺、心、肾经。

【功能与主治】收敛固涩，益气生津，补肾宁心。用于久嗽虚喘，梦遗滑精，遗尿尿频，久泻不止，自汗盗汗，津伤口渴，内热消渴，心悸失眠。

【用法与用量】2~6g。

【贮藏】置通风干燥处，防霉。

W

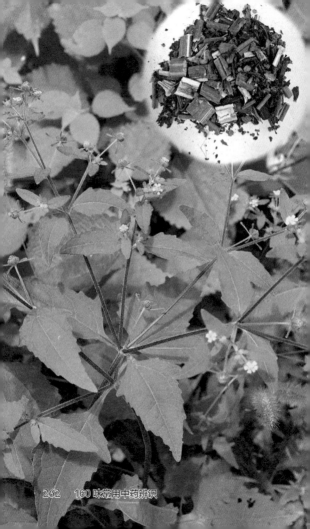

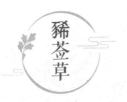

豨莶草

豨莶草为菊科植物豨莶 *Siegesbeckia orientalis* L.、腺梗豨莶 *Siegesbeckia pubescens* Makino 或毛梗豨莶 *Siegesbeckia glabrescens* Makino 的干燥地上部分。夏、秋二季花开前和花期均可采割，除去杂质，晒干。

【性味与归经】辛、苦，寒。归肝、肾经。

【功能与主治】祛风湿，利关节，解毒。用于风湿痹痛，筋骨无力，腰膝酸软，四肢麻痹，半身不遂，风疹湿疮。

【用法与用量】9~12g。

【贮藏】置通风干燥处。

X

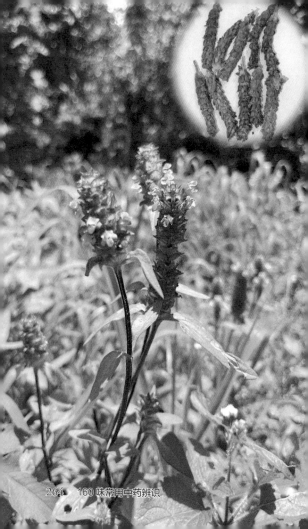

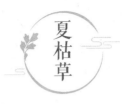

夏枯草

夏枯草为唇形科植物夏枯草 *Prunella vulgaris* L. 的干燥果穗。夏季果穗呈棕红色时采收，除去杂质，晒干。

【性味与归经】辛、苦，寒。归肝、胆经。

【功能与主治】清肝泻火，明目，散结消肿。用于目赤肿痛，目珠夜痛，头痛眩晕，瘰疬，瘿瘤，乳痈，乳癖，乳房胀痛。

【用法与用量】9~15g。

【贮藏】置干燥处。

X

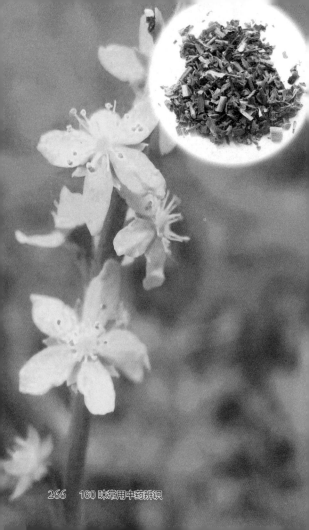

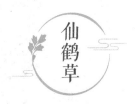

仙鹤草

仙鹤草为蔷薇科植物龙芽草 *Agrimonia pilosa* Ledeb. 的干燥地上部分。夏、秋二季茎叶茂盛时采割，除去杂质，干燥。

【性味与归经】苦、涩，平。归心、肝经。

【功能与主治】收敛止血，截疟，止痢，解毒，补虚。用于咯血，吐血，崩漏下血，疟疾，血痢，痈肿疮毒，阴痒带下，脱力劳伤。

【用法与用量】6~12g。外用适量。

【贮藏】置通风干燥处。

X

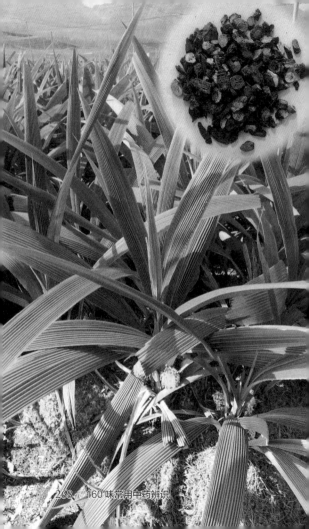

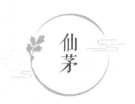

仙茅

仙茅为石蒜科植物仙茅 *Curculigo orchioides* Gaertn. 的干燥根茎。秋、冬二季采挖，除去根头和须根，洗净，干燥。

【性味与归经】辛，热；有毒。归肾、肝、脾经。

【功能与主治】补肾阳，强筋骨，祛寒湿。用于阳痿精冷，筋骨痿软，腰膝冷痛，阳虚冷泻。

【用法与用量】3~10g。

【贮藏】置干燥处，防霉，防蛀。

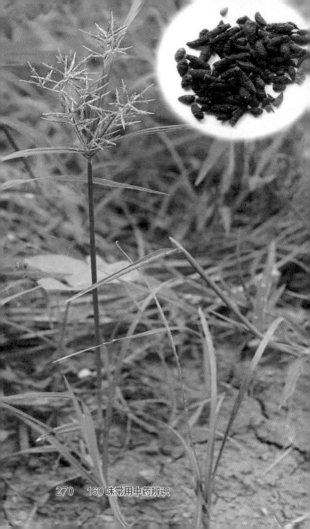

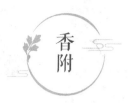

香附

香附为莎草科植物莎草 *Cyperus rotundus* L. 的干燥根茎。秋季采挖，燎去毛须，置沸水中略煮或蒸透后晒干，或燎后直接晒干。

【性味与归经】辛、微苦、微甘，平。归肝、脾、三焦经。

【功能与主治】疏肝解郁，理气宽中，调经止痛。用于肝郁气滞，胸胁胀痛，疝气疼痛，乳房胀痛，脾胃气滞，脘腹痞闷，胀满疼痛，月经不调，经闭痛经。

【用法与用量】6~10g。

【贮藏】置阴凉干燥处，防蛀。

X

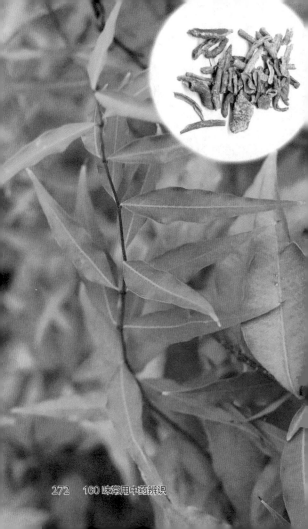

香加皮

香加皮为萝藦科植物杠柳 *Periploca sepium* Bge. 的干燥根皮。春、秋二季采挖，剥取根皮，晒干。

【性味与归经】 辛、苦，温；有毒。归肝、肾、心经。

【功能与主治】 利水消肿，祛风湿，强筋骨。用于下肢浮肿，心悸气短，风寒湿痹，腰膝酸软。

【用法与用量】 3~6g。

【贮藏】 置阴凉干燥处。

X

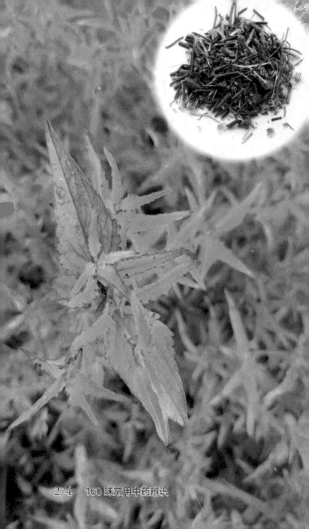

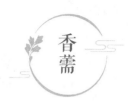

香薷

香薷为唇形科植物石香薷 *Mosla chinensis* Maxim. 或 江 香 薷 *Mosla chinensis* 'jiangxiangru' 的干燥地上部分。前者习称"青香薷"，后者习称"江香薷"。夏季茎叶茂盛、花盛时择晴天采割，除去杂质，阴干。

【性味与归经】辛，微温。归肺、胃经。

【功能与主治】发汗解表，化湿和中。用于暑湿感冒，恶寒发热，头痛无汗，腹痛吐泻，水肿，小便不利。

【用法与用量】3~10g。

【贮藏】置阴凉干燥处。

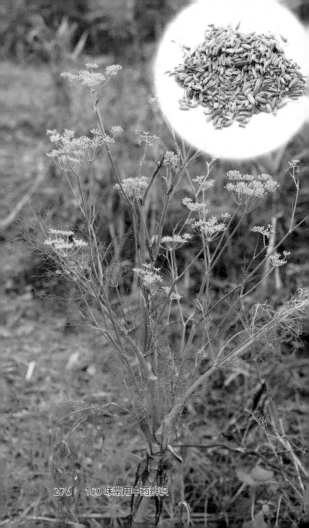

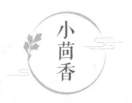

小茴香

小茴香为伞形科植物茴香 *Foeniculum vulgare* Mill. 的干燥成熟果实。秋季果实初熟时采割植株，晒干，打下果实，除去杂质。

【性味与归经】辛，温。归肝、肾、脾、胃经。

【功能与主治】散寒止痛，理气和胃。用于寒疝腹痛，睾丸偏坠，痛经，少腹冷痛，脘腹胀痛，食少吐泻。盐小茴香暖肾散寒止痛。用于寒疝腹痛，睾丸偏坠，经寒腹痛。

X

【用法与用量】3~6g。

【贮藏】置阴凉干燥处。

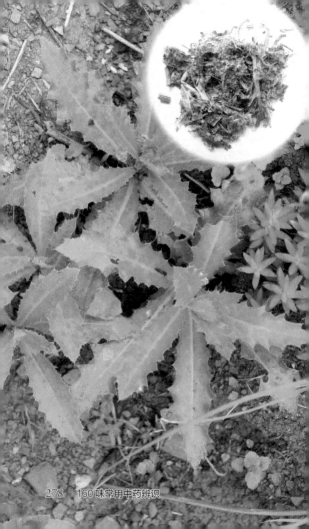

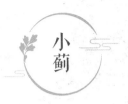

小蓟

小蓟为菊科植物刺儿菜 *Cirsium setosum* （Willd.） MB. 的干燥地上部分。夏、秋二季花开时采割，除去杂质，晒干。

【性味与归经】甘、苦，凉。归心、肝经。

【功能与主治】凉血止血，散瘀解毒消痈。用于衄血，吐血，尿血，血淋，便血，崩漏，外伤出血，痈肿疮毒。

【用法与用量】5~12g。

【贮藏】置通风干燥处。

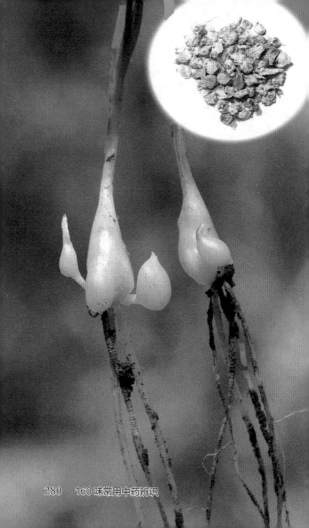

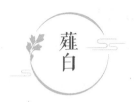

薤白

薤白为百合科植物小根蒜 *Allium macrostemon* Bge. 或薤 *Allium chinense* G. Don 的干燥鳞茎。夏、秋二季采挖，洗净，除去须根，蒸透或置沸水中烫透，晒干。

【性味与归经】辛、苦，温。归心、肺、胃、大肠经。

【功能与主治】通阳散结，行气导滞。用于胸痹心痛，脘腹痞满胀痛，泻痢后重。

【用法与用量】5~10g。

【贮藏】置干燥处，防蛀。

X

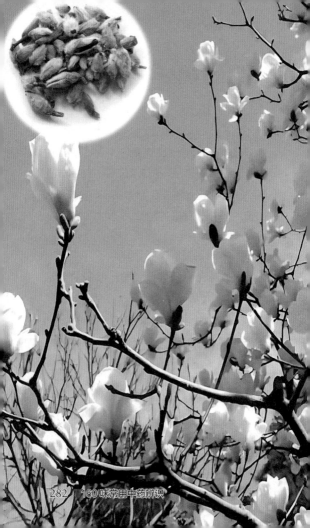

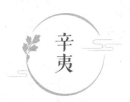

辛夷

　　辛夷为木兰科植物望春花 *Magnolia biondii* Pamp.、玉兰 *Magnolia denudata* Desr. 或武当玉兰 *Magnolia sprengeri* Pamp. 的干燥花蕾。冬末春初花未开放时采收，除去枝梗，阴干。

　　【性味与归经】辛，温。归肺、胃经。

　　【功能与主治】散风寒，通鼻窍。用于风寒头痛，鼻塞流涕，鼻鼽，鼻渊。

　　【用法与用量】3~10g，包煎。外用适量。

　　【贮藏】置阴凉干燥处。

X

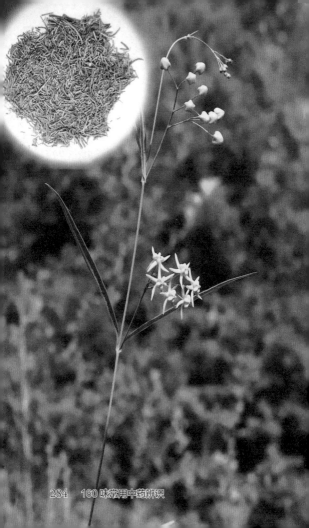

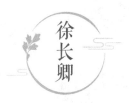

徐长卿为萝藦科植物徐长卿 *Cynanchum paniculatum*（Bge.）Kitag. 的干燥根和根茎。秋季采挖，除去杂质，阴干。

【性味与归经】辛，温。归肝、胃经。

【功能与主治】祛风，化湿，止痛，止痒。用于风湿痹痛，胃痛胀满，牙痛，腰痛，跌仆伤痛，风疹，湿疹。

【用法与用量】3~12g，后下。

【贮藏】置阴凉干燥处。

X

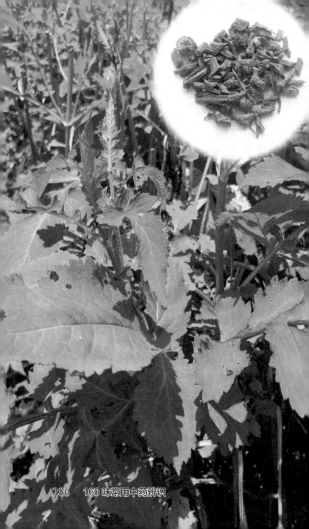

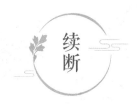

续断

续断为川续断科植物川续断 *Dipsacus asper* Wall. ex Henry 的干燥根。秋季采挖，除去根头和须根，用微火烘至半干，堆置"发汗"至内部变绿色时，再烘干。

【性味与归经】苦、辛，微温。归肝、肾经。

【功能与主治】补肝肾，强筋骨，续折伤，止崩漏。用于肝肾不足，腰膝酸软，风湿痹痛，跌仆损伤，筋伤骨折，崩漏，胎漏。酒续断多用于风湿痹痛，跌仆损伤，筋伤骨折。盐续断多用于腰膝酸软。

【用法与用量】9~15g。

【贮藏】置干燥处，防蛀。

X

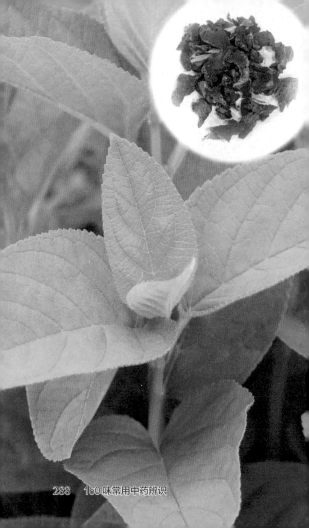

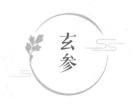

玄参

玄参为玄参科植物玄参 *Scrophularia ningpoensis* Hemsl. 的干燥根。冬季茎叶枯萎时采挖，除去根茎、幼芽、须根及泥沙，晒或烘至半干，堆放 3~6 天，反复数次至干燥。

【性味与归经】甘、苦、咸，微寒。归肺、胃、肾经。

【功能与主治】清热凉血，滋阴降火，解毒散结。用于热入营血，温毒发斑，热病伤阴，舌绛烦渴，津伤便秘，骨蒸劳嗽，目赤，咽痛，白喉，瘰疬，痈肿疮毒。

【用法与用量】9~10g。

【注意】不宜与藜芦同用。

【贮藏】置干燥处，防霉，防蛀。

X

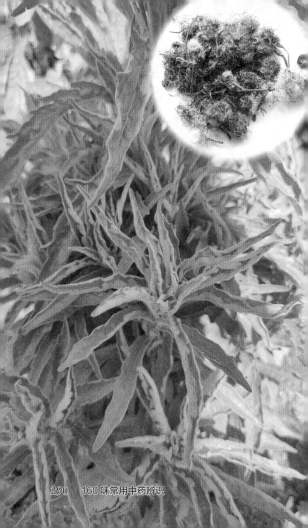

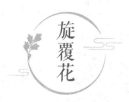

旋覆花

旋覆花为菊科植物旋覆花 *Inula japonica* Thunb. 或欧亚旋覆花 *Inula britannica* L. 的干燥头状花序。夏、秋二季花开放时采收，除去杂质，阴干或晒干。

【性味与归经】苦、辛、咸，微温。归肺、脾、胃、大肠经。

【功能与主治】降气，消痰，行水，止呕。用于风寒咳嗽，痰饮蓄结，胸膈痞闷，喘咳痰多，呕吐噫气，心下痞硬。

【用法与用量】3~9g，包煎。

【贮藏】置干燥处，防潮。

X

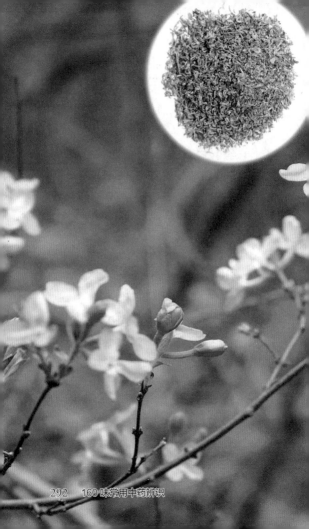

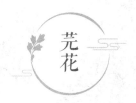

芫花

芫花为瑞香科植物芫花 *Daphne genkwa* Sieb.et Zucc. 的干燥花蕾。春季花未开放时采收，除去杂质，干燥。

【**性味与归经**】苦、辛，温；有毒。归肺、脾、肾经。

【**功能与主治**】泻水逐饮；外用杀虫疗疮。用于水肿胀满，胸腹积水，痰饮积聚，气逆咳喘，二便不利；外治疥癣秃疮，痈肿，冻疮。

【**用法与用量**】1.5~3g。醋芫花研末吞服，一次 0.6~0.9g，一日一次。外用适量。

【**注意**】孕妇禁用；不宜与甘草同用。

【**贮藏**】置通风干燥处，防霉，防蛀。

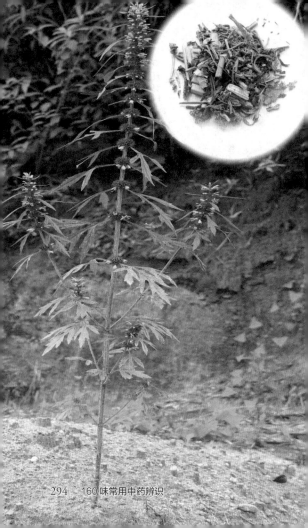

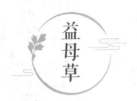

益母草

益母草为唇形科植物益母草 *Leonurus japonicus* Houtt. 的新鲜或干燥地上部分。鲜品春季幼苗期至初夏花前期采割；干品夏季茎叶茂盛、花未开或初开时采割，晒干，或切段晒干。

【性味与归经】苦、辛，微寒。归肝、心包、膀胱经。

【功能与主治】活血调经，利尿消肿，清热解毒。用于月经不调，经痛闭经，恶露不尽，水肿尿少，疮疡肿毒。

【用法与用量】9~30g；鲜品12~40g。

【注意】孕妇慎用。

【贮藏】干益母草置干燥处，鲜益母草置阴凉潮湿处。

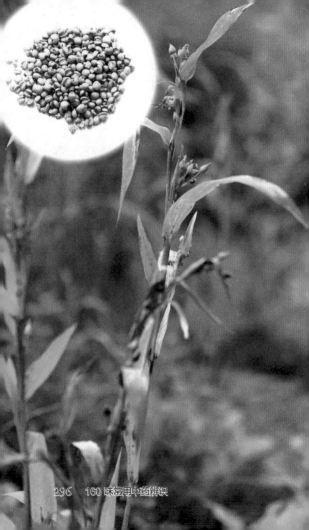

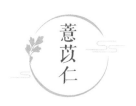

薏苡仁

薏苡仁为禾本科植物薏苡 *Coix lacryma-jobi* L. var. *ma-yuen*（Roman.）Stapf 的干燥成熟种仁。秋季果实成熟时采割植株，晒干，打下果实，再晒干，除去外壳、黄褐色种皮和杂质，收集种仁。

【性味与归经】甘、淡，凉。归脾、胃、肺经。

【功能与主治】利水渗湿，健脾止泻，除痹，排脓，解毒散结。用于水肿，脚气，小便不利，脾虚泄泻，湿痹拘挛，肺痈，肠痈，赘疣，癌肿。

【用法与用量】9~30g。

【注意】孕妇慎用。

【贮藏】置通风干燥处，防蛀。

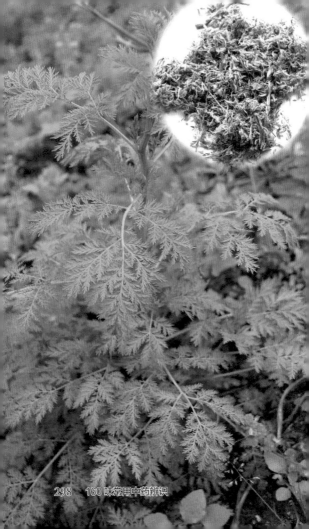

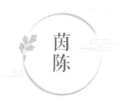

茵陈

茵陈为菊科植物滨蒿 *Artemisia scoparia* Waldst.et Kit. 或茵陈蒿 *Artemisia capillaris* Thunb. 的干燥地上部分。春季幼苗高 6~10cm 时采收或秋季花蕾长成至花初开时采割，除去杂质和老茎，晒干。春季采收的习称"绵茵陈"，秋季采割的称"花茵陈"。

【性味与归经】苦、辛，微寒。归脾、胃、肝、胆经。

【功能与主治】清利湿热，利胆退黄。用于黄疸尿少，湿温暑湿，湿疮瘙痒。

【用法与用量】6~15g。外用适量，煎汤熏洗。

【贮藏】置阴凉干燥处，防潮。

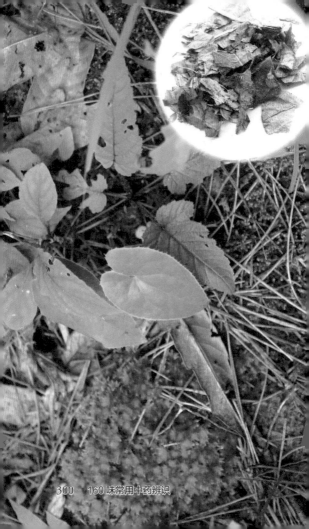

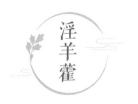

淫羊藿

淫羊藿为小檗科植物淫羊藿 *Epimedium brevicornu* Maxim.、箭叶淫羊藿 *Epimedium sagittatum* (Sieb.et Zucc.) Maxim.、柔毛淫羊藿 *Epimedium pubescens* Maxim. 或朝鲜淫羊藿 *Epimedium koreanum* Nakai 的干燥叶。夏、秋季茎叶茂盛时采收，晒干或阴干。

【性味与归经】辛、甘，温。归肝、肾经。

【功能与主治】补肾阳，强筋骨，祛风湿。用于肾阳虚衰，阳痿遗精，筋骨痿软，风湿痹痛，麻木拘挛。

【用法与用量】6~10g。

【贮藏】置通风干燥处。

Y

301

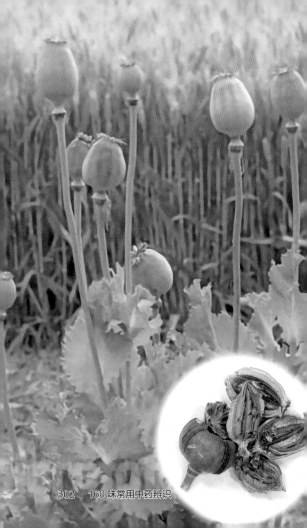

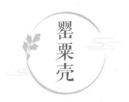

罂粟壳

罂粟壳为罂粟科植物罂粟 *Papaver somniferum* L. 的干燥成熟果壳。秋季将成熟果实或已割取浆汁后的成熟果实摘下，破开，除去种子和枝梗，干燥。

【性味与归经】酸、涩，平；有毒。归肺、大肠、肾经。

【功能与主治】敛肺，涩肠，止痛。用于久咳，久泻，脱肛，脘腹疼痛。

【用法与用量】3~6g。

【注意】本品易成瘾，不宜常服；孕妇及儿童禁用；运动员慎用。

【贮藏】置干燥处，防蛀。

Y

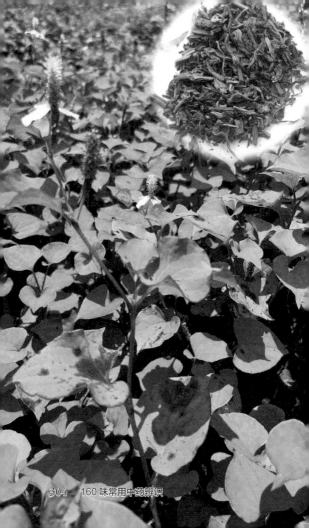

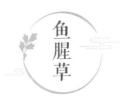

鱼腥草

鱼腥草为三白草科植物蕺菜 *Houttuynia cordata* Thunb. 的新鲜全草或干燥地上部分。鲜品全年均可采割；干品夏季茎叶茂盛花穗多时采割，除去杂质，晒干。

【性味与归经】辛，微寒。归肺经。

【功能与主治】清热解毒，消痈排脓，利尿通淋。用于肺痈吐脓，痰热喘咳，热痢，热淋，痈肿疮毒。

【用法与用量】15~25g，不宜久煎；鲜品用量加倍，水煎或捣汁服。外用适量，捣敷或煎汤熏洗患处。

【贮藏】干鱼腥草置干燥处；鲜鱼腥草置阴凉潮湿处。

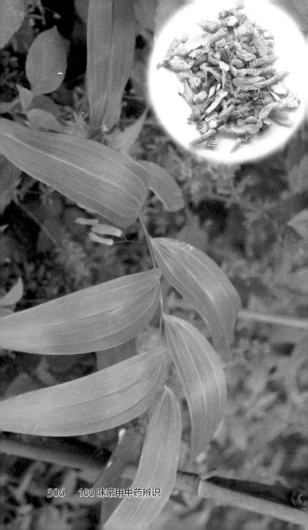

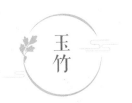

玉竹

玉竹为百合科植物玉竹 *Polygonatum odoratum* (Mill.) Druce 的干燥根茎。秋季采挖，除去须根，洗净，晒至柔软后，反复揉搓、晾晒至无硬心，晒干；或蒸透后，揉至半透明，晒干。

【性味与归经】甘，微寒。归肺、胃经。

【功能与主治】养阴润燥，生津止渴。用于肺胃阴伤，燥热咳嗽，咽干口渴，内热消渴。

【用法与用量】6~12g。

【贮藏】置通风干燥处，防霉，防蛀。

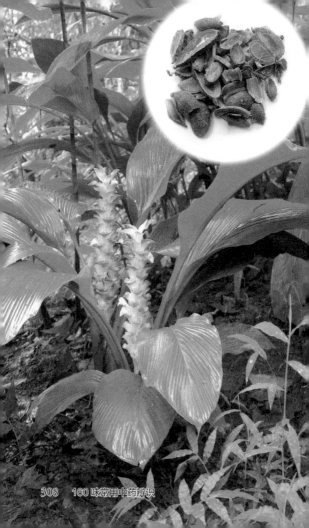

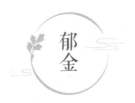

郁金

郁金为姜科植物温郁金 Curcuma wenyujin Y.H.Chen et C.Ling、姜黄 Curcuma longa L.、广西莪术 Curcuma kwangsiensis S.G.Lee et C.F.Liang 或蓬莪术 Curcuma phaeocaulis Val. 的干燥块根。前两者分别习称"温郁金"和"黄丝郁金",其余按性状不同习称"桂郁金"或"绿丝郁金"。冬季茎叶枯萎后采挖,除去泥沙和细根,蒸或煮至透心,干燥。

【性味与归经】辛、苦,寒。归肝、心、肺经。

【功能与主治】活血止痛,行气解郁,清心凉血,利胆退黄。用于胸胁刺痛,胸痹心痛,经闭痛经,乳房胀痛,热病神昏,癫痫发狂,血热吐衄,黄疸尿赤。

【用法与用量】3~10g。

【注意】不宜与丁香、母丁香同用。

【贮藏】置干燥处,防蛀。

Y

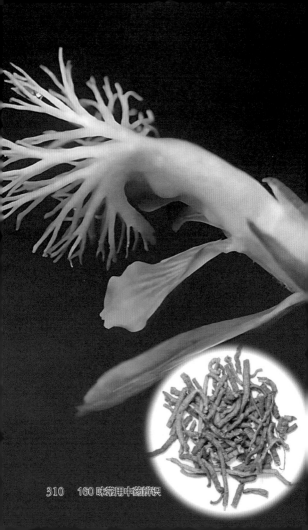

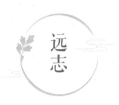

远志

远志为远志科植物远志 *Polygala tenuifolia* Willd. 或卵叶远志 *Polygala sibirica* L. 的干燥根。春、秋二季采挖，除去须根和泥沙，晒干。

【性味与归经】 苦、辛，温。归心、肾、肺经。

【功能与主治】 安神益智，交通心肾，祛痰，消肿。用于心肾不交引起的失眠多梦，健忘惊悸，神志恍惚，咳痰不爽，疮疡肿毒，乳房肿痛。

【用法与用量】 3~10g。

【贮藏】 置通风干燥处。

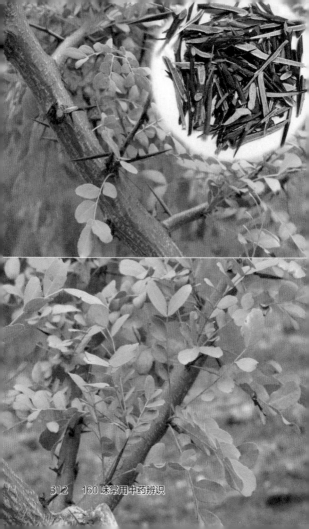

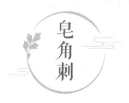

皂角刺

皂角刺为豆科植物皂荚 *Gleditsia sinensis* Lam. 的干燥棘刺。全年均可采收，干燥，或趁鲜切片，干燥。

【性味与归经】辛，温。归肝、胃经。

【功能与主治】消肿托毒，排脓，杀虫。用于痈疽初起或脓成不溃；外治疥癣麻风。

【用法与用量】3~10g。外用适量，醋蒸取汁涂患处。

【贮藏】置干燥处。

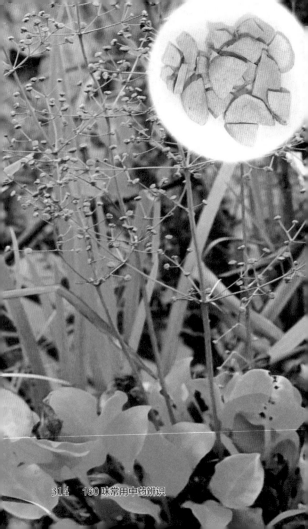

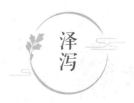

泽泻

泽泻为泽泻科植物东方泽泻 *Alisma orientale* (Sam.) Juzep. 或泽泻 *Alisma plantago-aquatica* Linn. 的干燥块茎。冬季茎叶开始枯萎时采挖，洗净，干燥，除去须根和粗皮。

【性味与归经】甘、淡，寒。归肾、膀胱经。

【功能与主治】利水渗湿，泄热，化浊降脂。用于小便不利，水肿胀满，泄泻尿少，痰饮眩晕，热淋涩痛，高脂血症。

【用法与用量】6~10g。

【贮藏】置干燥处，防蛀。

Z

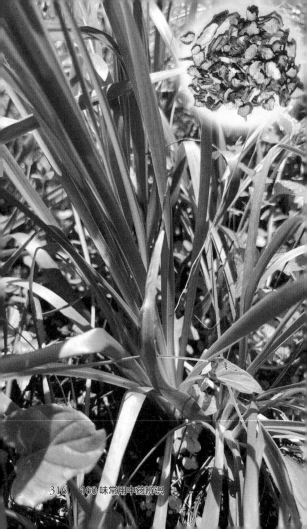

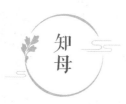

知母

　　知母为百合科植物知母 *Anemarrhena asphodeloides* Bge. 的干燥根茎。春、秋二季采挖，除去须根和泥沙，晒干，习称"毛知母"；或除去外皮，晒干。

　　【性味与归经】苦、甘，寒。归肺、胃、肾经。

　　【功能与主治】清热泻火，滋阴润燥。用于外感热病，高热烦渴，肺热燥咳，骨蒸潮热，内热消渴，肠燥便秘。

　　【用法与用量】6~12g。

　　【贮藏】置通风干燥处，防潮。

Z

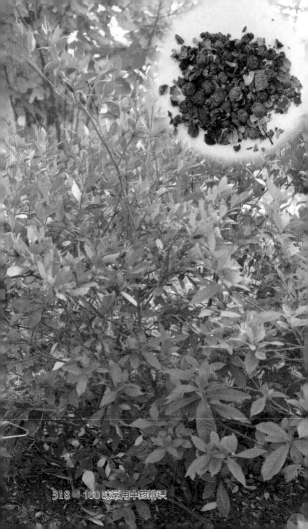

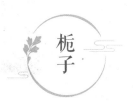

栀子

栀子为茜草科植物栀子 *Gardenia jasminoides* Ellis 的干燥成熟果实。9~11月果实成熟呈红黄色时采收，除去果梗和杂质，蒸至上气或置沸水中略烫，取出，干燥。

【性味与归经】苦，寒。归心、肺、三焦经。

【功能与主治】泻火除烦，清热利湿，凉血解毒；外用消肿止痛。用于热病心烦，湿热黄疸，淋证涩痛，血热吐衄，目赤肿痛，火毒疮疡；外治扭挫伤痛。

【用法与用量】6~10g。外用生品适量，研末调敷。

【贮藏】置通风干燥处。

Z

319

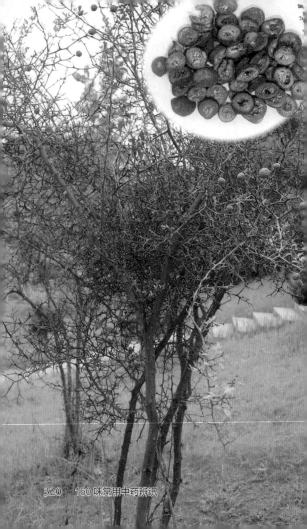

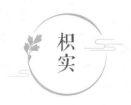

枳实

枳实为芸香科植物酸橙 *Citrus aurantium* L. 及其栽培变种或甜橙 *Citrus sinensis* Osbeck 的干燥幼果。5~6月收集自落的果实，除去杂质，自中部横切为两半，晒干或低温干燥，较小者直接晒干或低温干燥。

【性味与归经】苦、辛、酸，微寒。归脾、胃经。

【功能与主治】破气消积，化痰散痞。用于积滞内停，痞满胀痛，泻痢后重，大便不通，痰滞气阻，胸痹，结胸，脏器下垂。

【用法与用量】3~10g。

【注意】孕妇慎用。

【贮藏】置阴凉干燥处，防蛀。

Z

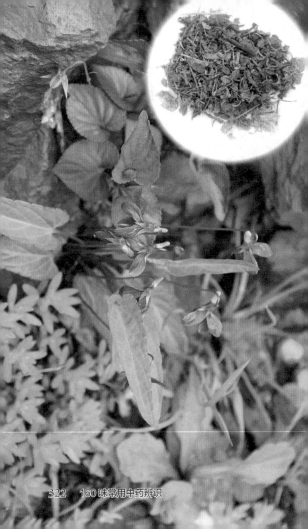

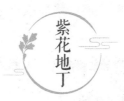

紫花地丁

　　紫花地丁为堇菜科植物紫花地丁 *Viola yedoensis* Makino 的干燥全草。春、秋二季采收，除去杂质，晒干。

　　【性味与归经】 苦、辛，寒。归心、肝经。

　　【功能与主治】 清热解毒，凉血消肿。用于疔疮肿毒，痈疽发背，丹毒，毒蛇咬伤。

　　【用法与用量】 15~30g。

　　【贮藏】 置干燥处。

Z

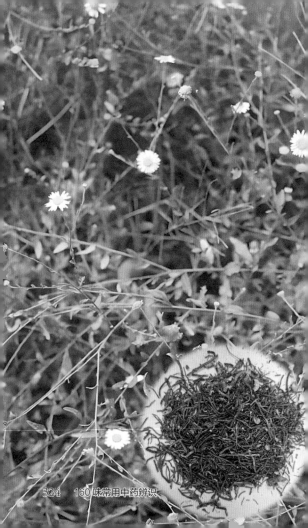

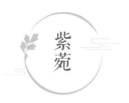

紫菀

紫菀为菊科植物紫菀 *Aster tataricus* L.f. 的干燥根和根茎。春、秋二季采挖，除去有节的根茎（习称"母根"）和泥沙，编成辫状晒干，或直接晒干。

【性味与归经】辛、苦，温。归肺经。

【功能与主治】润肺下气，消痰止咳。用于痰多喘咳，新久咳嗽，劳嗽咳血。

【用法与用量】5~10g。

【贮藏】置阴凉干燥处，防潮。

Z